シリーズ日米医学交流 ●No.10

外科診療にみる医学留学へのパスポート

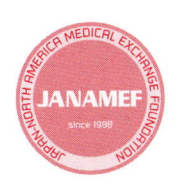

財団法人 日米医学医療交流財団／編

A PASSPORT FOR
CLINICAL TRAINING

はる書房

巻頭言

　日本は少子・高齢化が急速に進み，大きな問題となっています．日本の医療は，医療保険制度で世界的に高い評価を得ていますが，国民は現状の医療に本当に満足しているのでしょうか？

　良質の医療は，良き医師とそれを取り巻くレベルの高い看護師，技師などのチームワークで成り立っています．

　良き医師の養成に長年検討されて来ていました新研修医制度が2004年から開始され，新卒業者はマッチングにより自由に研修病院を選べ，他流試合もでき，研修期間中の2年間は給料も最低限保証されることになりました．その結果，従来の卒後教育のシステムは大きく改革されました．

　一方，研修医は，大学から研修指定病院に分布するようになり，医局制度の崩壊，地方や非研修指定の中小病院の医師不足が発生し，今後はこれらの問題と同時に，専門医制度の確立，臨床研究の活性化などの解決すべきことが喫緊の課題となっています．

　今後，2年間の研修後の後期研修のあり方，各科における専門医数，およびカリキュラム等を巡っては，大学，学会，医師会，国の協調のもとにシステムを確立し，さらに評価機構を設け評価することが必須であります．

　本財団は，本年設立から22年になり，米国・カナダを中心に日本の医師の留学助成を行い，すでに500名以上の医師が帰国して活躍しており，これらの医師が今後の日本の医療，医学教育，特に卒前・卒後教育のさらなる改革に助力してほしいと期待しています．

　今回の『医学留学へのパスポート』では，外科医療を取り上げています．企画は，アイオワ大学外科でアシスタント・プロフェッサーとして活躍されている星寿和先生にお願いをしました．星先生は，日本で外科の臨床研修後，米国で外科レジデント，腫瘍外科のフェロー後，日本の大学病院と

一般病院で勤務され，再度渡米しアイオワ大学で腫瘍外科医として勤務され，日本と米国両国の臨床と教育に精通されています．

　米国で外科医として活躍されている日本人は少なく，今回の『パスポート』では，情報の得がたい米国の外科レジデントについて，最新の情報が提供されています．

　新臨床研修制度が開始され，日本で外科医の道を希望する医師が減少していますが，寄稿していただいた先生がたの外科医への情熱をうけ，ぜひ米国での外科レジデントに挑戦していただきたいと思います．

　2010年8月

日米医学医療交流財団会長
小玉正智

Contents

巻頭言……………………………………………………………………1
小玉正智（財団法人　日米医学医療交流財団会長）

I 部

夢実現への第一歩
　　──それぞれの留学体験　PART10──

**解説　"独り立ちできる General surgeon"を
　　　育てることの意味**………………………………………9
星　寿和（アイオワ大学外科/腫瘍外科部門アシスタント・プロフェッサー）

**特別寄稿　General surgeon（Generalist）であることの
　　　　　喜び、誇りそしてビジョン**……………………………95
町　淳二（ハワイ大学外科教授）

＊

chapter 1
ゼロからの挑戦………………………………………………17
金子剛士（テキサス大学ヒューストン校一般外科）

chapter 2
Categorical position の獲得にいたるまでと，これから………35
宮田　真（メリーランド大学病院外科）

chapter 3
アメリカの医学部からレジデントになった私……49
宮坂栄一（アイオワ大学一般外科）

chapter 4
腫瘍外科フェローシップを終えた今……61
伊藤史人（ミシガン大学外科）

chapter 5
理想の内視鏡外科トレーニングを求めて……79
北濱誠一（ベイラー医科大学内視鏡外科）

chapter 6
夢ノムコウ……111
高部和明（バージニア州立大学医学部腫瘍外科・生化学分子生物学）

chapter 7
日本と米国の移植外科をつなぐ橋わたしに……143
十川　博（マウントサイナイ医科大学移植外科）

chapter 8
外科医がアメリカ臨床留学する理由とその方法……159
高山博夫（コロンビア大学胸部外科）

chapter 9
Passion, Mission そして Vision をもって……177
山内英子（聖路加国際病院乳腺外科/ブレストセンター）

II部

京都で医学留学を感じよう
── '09年度JANAMEF留学セミナーより ──

chapter 1
30歳過ぎの米国内科臨床研修··················193
　藤吉　朗（滋賀医科大学公衆衛生学部門大学院生・特任助教）

chapter 2
胸部心臓血管外科における米国臨床フェロー経験········205
　島本　健（倉敷中央病院心臓血管外科医長）

chapter 3
学生時代に感じよう
　1．フィンランドでの短期基礎研究留学·················213
　　　前田亜里紗（福井大学医学部3年生）
　2．ハワイ医学英語研修プログラム··················219
　　　大嶋園子（京都大学医学部6年生）
　3．ボルドー第二大学放射線科での実習················224
　　　神廣憲記（京都大学医学部6年生）
　4．オクラホマ大学一般内科での実習·················230
　　　木村信彦（京都府立医科大学6年生）

chapter 4
ハーバード大学公衆衛生大学院の臨床医向けプログラム········235
　森本　剛（京都大学大学院医学研究科医学教育推進センター講師）

chapter 5
米国でのポスドクとしての研究活動と
帰国後の医学研究への発展……………………………………245
　吉富秀幸（千葉大学大学院医学研究院臓器制御外科学助教）

chapter 6
〈パネルディスカション〉
臨床教育を感じよう！　研究を感じよう！………………………255

■　資料
資料1　2011年度 JANAMEF　研修・研究、調査・
　　　　研究助成募集要項…………………………………………267
資料2　2010年度　JANAMEF 助成者リスト……………………274
資料3　環太平洋・アジア基金……………………………………275
資料4　助成団体への連絡および、留学情報の問い合わせ先………277

執筆者紹介………………………………………………………………279

Ⅰ部

夢実現への第一歩
―― それぞれの留学体験 PART 10 ――

解説

"独り立ちできる General surgeon" を育てることの意味

アイオワ大学外科/腫瘍外科部門
アシスタント・プロフェッサー
星　寿和

　今回の『医学留学へのパスポート』は，アメリカで外科の研修中の先生から研修が終わりアメリカにてそして日本にて教えておられる先生等々，人生のいろいろなステージにおられる先生に原稿をお願いした．人生の違ったステージにおいてアメリカでのトレーニングの見方も変わってくるのではないかという意図からである．
　私の場合は，アメリカと日本両方にて研修を受け，両方にて教育機関で教えた経験を持つといった意味で少し特殊であり，その観点よりこの本に寄稿してくださった先生がたの意見を解説してみたい．

なぜこの時代にアメリカへ行くのか？

　これはアメリカでの外科研修を考え始めた医学生や研修医の先生よりよくされる質問である．「日本の外科は世界でもトップレベルだから，わざわざアメリカまで勉強しに行かなくてもいいよ」と周りの先生がたから言われることにより起こってくる質問なのだが，今回寄稿をしてくださった先生がたの経験を見てもらえばわかるように，アメリカの外科研修は，一定の期間に"独り立ちできるGeneral surgeon"を育てるという意味で，日本の研修とは決定的に違ったトレーニングである．

　この"独り立ち"と"General"がアメリカの研修を理解する鍵となる．外科の広い分野の様々な経験があるから早く独り立ちができ，独り立ちして困っても広い過去の経験があるから何とか自力で（または最小限の助けで）安全に難局を乗り切って行ける．私はそれがアメリカの外科研修の最も大事にしているものだと思う．

　日本の外科の頂点におられる先生がたは確かに世界でもトップレベルの外科医でありその意味では日本の外科のレベルは高いのであるが，その先生がたの恩恵にあずかる患者さんの数が限られていることを考えると，早く独り立ちができ，安全に手術ができる外科医を育てる研修のシステムが日本で必要なことは察しがつくのではないかと思う．

　日本は島国であるがために歴史が始まって以来努力をして外から文化を取り入れ，それを独自の文化と融合して発展してきた国である．この世界が狭くなってきている時代に，自国のみの標準でものを考え，外の良い文化を受け入れる努力をしないと日本はますます"ガラパゴス化"の一途をたどるかもしれない．

　アメリカの外科研修の意義は本当にそれを経験した人のみが知るのであり，学ぶことがあるかないかは両方の研修を受けて初めて，公平な判断ができるのではないかと思っている．

　なぜアメリカで研修をしたいのか？　その理由は人それぞれ様々である

が，はっきりしているのは確固とした信念がなくてはアメリカでの外科研修を終えることはできないということであろう．

ピラミッド型研修スタイルの名残

どのような段階で，どのようなプログラム，ポジションに入るのがよいか？――これもよくされる質問であるが，外科の場合は内科と異なり，卒後いきなりアメリカのレジデンシーに入るのは（特にCategorical）ほぼ不可能である．またたまたま運よく入れたとしても，なかなか本領を発揮できず途中で脱落してしまう可能性が大いにある．

NRMP（National Resident Match Program）の2010年データーであるが，現在全米にてACGME（Accreditation Council for Graduate Medical Education；卒後医学研修認定委員会）にて認められる（ACGMEにて認められていないと卒業生が専門医を取る資格がない）Categorical（将来チーフレジデントになり，専門医が取れることを保証される）ポジションは1077存在し，そのわずか53のポジションがアメリカ人でないIMG（International Medical Graduates；外国の医学部を卒業した医師）となっている．

この53のポジションもその多くは，数年こちらでPreliminaryの研修をしCategoricalにマッチした医師がほとんどであると考えられるので非常に狭き門である．

外科のPreliminaryのポジションは，以前の研修システムである何人か多めに研修医を採り年々数を絞り最後に数人しか卒業させない，いわゆるピラミッド型の研修の名残のポジションであり，現在ではSubspecialty（泌尿器，耳鼻科，脳外科，麻酔科等）に行く研修医のポジションが主である．つまりPreliminaryは基本的に1－2年の研修後は先が保証されていない．

しかしながら，現在のIMGのマッチ状況を考えると1－2年Preliminaryポジションにて研修をしてCategoricalに移るのが，最終的にアメリ

カ外科の専門医になれる最も可能性の高い方法であると考えられる．
　Preliminary のポジションに入ってから，自分の能力を証明していかなければ Categorical の道が開けないことを考えると，やはり最低 2 年，できれば外科の研修をもう 2 年，併せて 4 年ぐらいの研修をしてからアメリカにて研修を始めるのが良いのではないかと思われる．
　言葉のハンディーがあるため，アメリカで研修を始める段階でアメリカの卒業生より臨床にて一歩進んだ状態でようやく互角に仕事ができると思ったほうがよい．
　大学病院と一般市中病院の違いは ACGME の監査のため，一般外科の基本的な部分では大きな違いはないが，やはり大学病院ではまれな症例，重傷症例，複雑な症例が多く経験できるため，最終的な卒業生のレベルは平均的に高い．大学病院の Preliminary のポジションに入ることができればそれが一番良いと思われるが，なかなかこれも狭き門である．

フェローシップの変化

　フェローシップは General surgery の研修を修了した後，さらに専門性の高い技術と知識を獲得するためのトレーニングである．現在 ACGME にて認められるフェローシップは Trauma/Critical care, Vascular, Pediatric, Cardiothoracic, Colorectal, Plastic であり，これらのフェローシッププログラムを卒業すると専門医の試験を受ける資格が得られるが，ほとんどの場合アメリカにて外科のレジデンシーを終えていることが条件となる．
　注意すべきは上記の分野のフェローシップでも ACGME に認可されていない独自のプログラムを持つ病院があり，これらのプログラムでは卒業しても専門医の試験は受けられない．
　ACGME に認可されていないが，学会にて認定されているフェローシップには Transplant, Surgical oncology, Breast, Bariatric/Minimal invasive surgery（MIS），Hepato-pancreato-biliary（HPB）等がある．これらは専門医の認定制度が存在しないものの，専門性は広く認められている専門

分野である．

　これらのフェローシップの中には近い将来 ACGME にて認可を目指しているものもあり，ここ数年に変化があると考えられる．こちらも，アメリカにてレジデンシーをしていることを条件とすることが多い．

　レジデントの 80 時間労働規制（80 hours rule）に伴い，レジデントの症例経験数が減少しさらなる専門的なトレーニングの必要性が高まってきている．現にレジデントの 7 割がフェローシップをするといわれている．必然的にフェローシップに入ることが難しくなり，少しでもマッチに有利になるように多くのレジデントがトレーニング中に基礎や臨床の研究をするようになってきている．

　フェローシップの強みは専門的な分野において，多くの経験と知識，および技術を得られることである．

私の経験から〜アメリカで得られるものとは〜

　これは個々の経験の違いから，各々得たものが違ってくるのであるが，私の場合以下のようにまとめられる．

（1）病態生理から考えた診断治療をできるようになった──検査，画像診断だけに頼ることなく患者さんより必要な情報を得，鑑別診断をしてゆく，そして個々の患者さんに適した治療を Evidence based medicine を理解した上で選択できるようになった．

（2）自分の専門分野において，独り立ちして，安全に患者さんの治療ができる──特に非常に難しいケースを安全に治療できたとき，今までのトレーニングの成果を実感することがある．

（3）臨床の場で教育をすることが喜びを持ってできるようになった──これは自分が正確な最新の知識と技術をもっていることの裏返しである．

（4）他科の専門家との連携の重要性を認識し，最適な治療法を協議の上選択してゆく姿勢を学んだ．

（5）医療文化，制度の違いに目が向くようになった．
（6）臨床研究の重要性を理解し，その結果を解釈できるようになった．

　このうち（1）はいわゆる Generalist としての Art of medicine の部分（町先生の章を参照）であり（2）は Generalist の能力にて裏打ちされた Specialist としての能力である．（3）は教育者としての能力，（4）は Multi-disciplinary team の一員としての能力，（5）は国際的な医師に必要な資質，（6）は臨床研究者としての資質と考えられる．
　このような，能力・資質はやはり自分のすぐ近くにモデルとなるような Mentor（指導者）が存在し影響を受け，そのようになりたいと思うことによる部分が大きいと思われる．
　日本とアメリカにて教えた経験から，やはり検査中心となる日本では，General surgery の特に Art の部分を学ぶのはなかなか困難であると思われ，なおかつ外科医における医学教育者としての教育は現在行われていないのが現状である．また Multi-disciplinary care については一部の施設にて行われているに留まり，普及にはいまだ時間がかかる状況である．

トレーニング後の進路

　トレーニング後の進路も千差万別であり，各々のキャリアゴールによって変わってくると思われる．私のキャリアゴールは，まずは腫瘍外科の分野にて複雑なケースを他の専門家と協力しながら高いレベルで治療すること，そして研修医，フェローの教育をし，良い外科医（腫瘍外科医）を育てること，臨床研究にて腫瘍外科分野の発展に寄与することである．
　私の場合はフェローシップ修了後日本に帰国したのであるが，アメリカにて再度臨床をしようと考えた最大の理由は Multi-disciplinary の考え方が日本では薄く，少し複雑な症例になると，なかなか思ったような治療ができないことが挙げられる．また研修医，フェローの教育においては，現場にて個人の経験や Local rule が国際標準より優先されることがあり，結

果的に教育の効果として学習者の行動変容に至らないようなこともあった．
　現在こちらの大学病院にて腫瘍外科の臨床を行いながら教育をしているのであるが，自分で満足のできる仕事をし，こちらのレジデントを良い外科医に育てることができる反面，遠い地球の裏側より日本の医療制度，医学教育を憂慮し将来的に何かできないかと考える毎日である．
　日本の医療制度には，アメリカにない良い面が多くあることは間違いのない事実である（町先生の章参照）．またアメリカの医療がすべて良いわけではない．大事なのは両方の良い点を認め，融合しつつ，新しいよりよい医療制度，医学教育制度を作ってゆくことであり，それが今求められているのではないだろうか？　そしてそれはこれから先，私たちアメリカにてトレーニングを受けた医師たちの大きな共通の課題であると私は考える．

＊　　＊　　＊

　アメリカでの外科臨床研修は決して容易ではないが，自分を変える努力と強い意志があれば可能である．若い間に広い世界に出て人間として，医師として大きく成長してほしい．そして，私たちの仲間が増え，いつか日本の医療をよくしてゆく力になっていけることを，強く望んでやまない．

chapter 1

ゼロからの挑戦

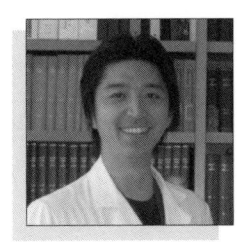

テキサス大学ヒューストン校
一般外科

金子剛士

July 2006-June 2007
General Surgery-Preliminary Resident
New York Medical College-Our Lady of Mercy program

July 2007-Present
General Surgery-Categorical Resident
University of Texas Health Science Center at Houston program

❖要旨❖

　アメリカ外科レジデンシーの特徴として，多様かつ豊富な症例数や膨大な専門的知識の習得，そして年月をかけて構築された教育システムが挙げられる．そのシステムは世界一とも言われるが，一方で外国人への門戸は決して広いとは言えない．自分の体験も含め，アメリカ外科レジデンシーの構造について，そしてどのようにして外国人が入り込むことができるかに焦点を絞って説明していきたい．

アメリカ外科レジデンシーの構造

レジデンシーの仕組み

アメリカの外科レジデンシーの発端は1889年までさかのぼる．ジョンズホプキンス病院（Johns Hopkins Hospital）の外科部長であったウィリアム・ハルステッド（William Halsted）がそれまでの徒弟制に近かった外科教育を大幅に変更し，定型的なシステムとして構築したのが始まりである．

その特徴は大きく3つあり，トレーニング期間の統一，毎年徐々に増していくレジデントの責任，そして何よりもトレーニング終了時の外科医としての一人立ちを目標に置いたトレーニングであった．その精神は100年以上経った今でも受け継がれており，レジデンシー修了後アテンディングとなった外科医は基本的には自らの責任ですべての症例を執刀し，正に一人立ちすることとなる．

図1　アメリカ外科レジデンシーのシステム

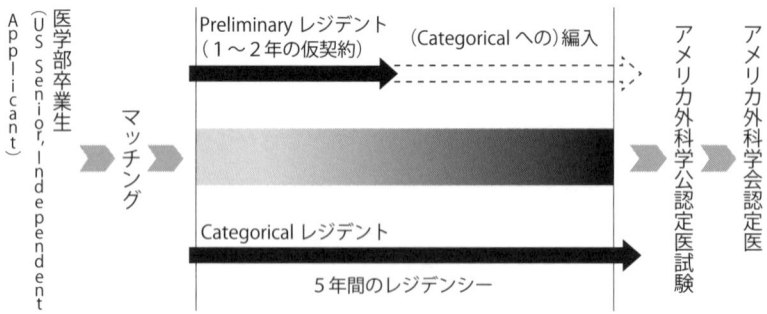

Applicant（医学部卒業生／US Senior, Independent）→ マッチング → Preliminary レジデント（1～2年の仮契約）（Categoricalへの）編入 / Categorical レジデント　5年間のレジデンシー → アメリカ外科学会公認定医試験 → アメリカ外科学会公認定医

図1は簡略化したアメリカの外科レジデンシーの流れである．現在アメリカの外科レジデンシーは5年間の臨床研修期間からなり，医学部卒業後

それぞれ希望のプログラムに応募しマッチングする．日本と異なり自分の出身大学にマッチングするのはわずかである．5年間のトレーニングを終了すると外科学会認定医受験資格を得ることができ，一般外科アテンディングとして活動することになる．胸部外科，血管外科，小児外科等に進む場合は2－3年間のフェローシップと呼ばれる追加トレーニングを要する．レジデンシーの途中で1－2年間の研究期間を挟むことも可能で，プログラムによっては必修にしているところもある．

Categorical と Preliminary レジデント

　外科レジデントには Categorical レジデントと Preliminary レジデントの2種類がある．

　Categorical レジデントは5年間の臨床研修を保証されている正規ポジションである．一方 Preliminary レジデントは仮契約のポジションで，Designated と Non-designated の2種類がある．前者は泌尿器科，耳鼻科，脳外科，麻酔科等1年間の外科研修を必修としているレジデントが該当し，外科 Preliminary 修了後に本志望科レジデンシーを開始する．一方 Non-designated は外科 Categorical の正規ポジションに入れなかった，あるいは志望科に入れなかった人などからなり，1－2年間の仮契約期間終了後，外科 Categorical に編入するか他科レジデンシーにマッチングしなければならない，いわゆる崖っぷちのポジションである．

　大抵のプログラムの Preliminary レジデント採用人数は Categorical と同数から2倍程度で，プログラムの重要なマンパワーとして位置づけられる．たとえ Preliminary から始めても，Categorical レジデントとして採用された場合，以後正規の Categorical レジデントとして扱われ，認定医，フェローシップともに応募資格を取得できる．

University と Community プログラム

　また，プログラムには大学病院を中心とした University プログラムと市中病院を中心とした Community プログラムの2種類がある．一般的に

Universityプログラムのほうが学術的レベルは高く，規模も大きい．ただし大所帯であるため，個人の育成よりも全体的な組織の利益が優先されることや，レジデント後半になって初めて執刀できるようなプログラムもあることから，一概にすべてのUniversityプログラムが優れているとは言えない．

一方でCommunityプログラムは，デトロイトのヘンリーフォード病院（Henry Ford Hospital）のような名門プログラムもあるものの，大抵は規模も小さく，レベルの高い手術症例も少ない．その反面Universityプログラムと比べ比較的早い段階から執刀できることが多く，開業を目指すアメリカ人の中にはCommunityプログラムを選ぶ人もいる．

小規模市中病院のCommunityプログラムは，レジデントの人員確保すら難しく，Categoricalポジションの大半を外国人が占めるケースがある（私が最初に勤務したアワー・レディー・オブ・マーシー（Our Lady of Mercy；以降OLM）もこれに該当）．

レジデントの採用人数

各プログラムのCategorical，Preliminaryレジデント採用人数はACGME（Accreditation Council for Graduate Medical Education；卒後医学研修認定委員会）という第三者機関が決定している．表1は2009/2010外科マッチングデータであり，全米Categorical外科ポジションが1065，Preliminaryが1151あることを示している．

アメリカの医学生はローンをしながら授業料を支払うケースが多いため，卒業後の進路も給与条件が1つの大きな決定要因となる．手術手技料が術者に入るため外科医の収入は内科医と比べて高いのが一般的で，これは外科系人気の1つの理由である．

一方で外科医の過剰を防ぐためACGMEは外科系レジデント総数に制限を設けている．表1で内科は4922と比較し外科1065と差が顕著である．そのため1学年あたりの採用人数が内科系（テキサス大学ヒューストン校（University of Texas Health Science Center at Houston；以降UT Hous-

表1　2010年度　科別のポジション、マッチングの統計

Speciality	Number of positions	Number filled	US senior	US grad	Osteo.	Canadian	5th pathway	US IMG	Non-US IMG	Number unfilled
Surgery (Categorical)	1065	1060	824	76	31	1	2	48	78	5
Surgery-Preliminary (PGY-1Only)	1151	678	401	16	16	0	3	70	172	473
Internal Medicine (Categorical)	4922	4853	2632	84	306	8	18	470	1335	69

出所：NRMP（National Residency Matching Program）Charting Outcome in Match 2009 http://www.nrmp.org/

ton）では20人）と比べて外科（UT Houstonでは7人）は非常に少ない．

アメリカ外科認定医

アメリカで一般外科レジデントになり認定医資格を得るためには，

1．Categoricalレジデントにマッチングし5年間の研修トレーニングを積む

2．Preliminaryレジデントとして採用後，Categoricalレジデントとして編入しその後レジデンシートレーニングを全うする

の2つの方法がある．日本人がCategoricalレジデントに採用されるためには，外国人であるハンデを背負いながらアメリカ人と同じ土俵で競争しなければならず，前述の少ない採用人数，収入インセンティブ，後述の80時間ルール（80 hours rule）による外科人気の復活がハードルを高くしている．表2は2010年度にマッチングした外科Categoricalレジデントの統計データである．

表2の一番上の欄を見るとUS senior（アメリカ大学卒業生）はマッチ率85.2%（Match767人，Unmatch133人）であるのに対し，Independent applicant（外国卒業生）はマッチ率は29.8%（Match218人，Unmatch512人）と大きく差があることがわかる．またUS SeniorのUSMLE試験Step 1，2は平均230と高得点で（全体平均221，外国人平

均約200)，成績優秀者に与えられるAlpha Omega Alpha賞（AOA）受賞者も多く，リサーチ経験もあり論文発表もしている．

　プログラム側から見ても，これら優秀なUS seniorを凌ぐほどのアピールポイントがないかぎり外国人を採用するメリットはない．よって外国人の場合は，USMLE超高得点取得，優れたリサーチ経験あり等US seniorを超える条件を揃えてやっと，プログラムからApplicant（応募者）として面接に呼ばれる可能性を持つ．面接でもUS seniorとまったく同じ目線で評価をされるため，非常に敷居が高いことがわかる．

　一方，Preliminaryレジデントは前述の通り貴重なマンパワーであること，また仮契約という手軽さから比較的門戸が開かれている．プログラム側から見れば採用した結果，優秀であればCategoricalレジデントとして残し，またそうでなければ採用しなければよい．

　表1に戻ると，Preliminary 1151のポジションのうち埋まっているのは678のみでポジション枠には余裕があることがわかる．外国人にとってアメリカ外科レジデンシーに入り込むためには，まずPreliminaryとして採用された後Categoricalポジションへの編入を目指すルートのほうが一般的である．

　ACGMEは公式発表していないため非公式なデータではあるが，全米Categorical外科レジデントの約20%がトレーニング期間中に辞めるといわれており，空いたポジションを補う形でPreliminaryレジデントが採用される．

　参考までに現在私が在籍しているUT Houstonのデータを示すと，Categoricalポジション7つのうちPreliminaryから採用された人数は現在5年目1人，4年目1人，3年目2人．一方でPreliminaryからCategoricalに編入できなかった人が5年目4人，4年目5人，3年目4人，つまり編入採用率は約20%と言える．

　このような状況下2年目PreliminaryレジデントはCategoricalポジションへの生き残りのために必死となり，その競争は熾烈を極めることとなる．

表2 2010年度外科マッチングデータ　アメリカ医学部卒業生のその他の比較

Measure	US seniors Matched (n=767)	US seniors Unmatched (n=133)	Independent applicants Matched (n=218)	Independent applicants Unmatched (n=512)
1. Mean number of contiguous ranks	10.7	5.7	5.9	2.5
2. Mean number of distinct specialties ranked	1.0	1.1	1.1	1.3
3. Mean USMLE Step 1 score	224	207	223	216
4. Mean USMLE Step 2 score	231	208	227	218
5. Mean number of research experiences	2.2	1.9	1.4	1.6
6. Mean number of abstracts, presentations, and publications	2.7	2.1	3.2	3.9
7. Mean number of work experiences	2.6	2.5	2.8	3.3
8. Mean number of volunteer experiences	6.2	5.2	3.6	2.7
9. Percentage who are AOA members	12.3	1.5	n/a	n/a
10. Percentage who graduated from one of the 40 U.S. medical schools with the highest NIH funding	30.9	17.3	n/a	n/a
11. Percentage who have PhD degree	2.9	2.3	n/a	n/a
12. Percentage who have another graduate degree	9.9	9.0	n/a	n/a

出所：NRMP（National Residency Matching Program）Charting Outcome in Match 2009 http://www.nrmp.org/

Preliminary, Categorical レジデントとしての過酷な日々

きっかけ

　私が初めて海外臨床研修に興味を持ったきっかけは，大学6年時のアメリカ留学であった．外科ローテーションを中心にニューヨーク医科大学

(New York Medical College）とその関連病院で1カ月間の研修に参加した．

　行く直前まで部活動に励んでいたため，恥ずかしながらアメリカの医療の知識もなく乗り込んだ．しかし実際に経験したアメリカ外科レジデンシーはアテンディングへのプレゼンテーションの際の尽きない議論，レジデントの執刀を目的とした外科教育等どれをとってもやる気を刺激される魅力的なものだった．

　ローテーションした心臓外科では第一助手，朝回診への参加など素晴らしい経験をすることができ，このとき将来心臓外科を目指すことを決意した．この1カ月間が自分の人生の転換点となったのは間違いない．帰国後，上がりきったテンションのまま USMLE（United States Medical Licensing Examination）Step 1は受験したものの Step 2までは勉強が及ばず，しばらく海外留学という言葉は自分の中で封印することとなった．

日本での研修

　卒業後大学の外科医局に入局，大学病院で1年間，関連病院で2年間過ごした後，当初予定通り心臓外科に入局した．心臓外科は海外臨床留学が比較的多く行われている科で，この頃から再び海外留学の夢を見るようになった．

　心臓外科の臨床留学には，ACGME 認定の「正規フェロー」と ACGME 認定のない，言い換えれば認定医受験資格のない「非正規フェロー」の2つの方法がある．私はトレーニングの質・量を保証される正規フェローとしてチャレンジしようと決意し，正規フェロー受験資格として一般外科レジデントの修了が求められていたことからまずは第一歩として一般外科レジデントに応募することとなった．

　5年間の一般外科トレーニングは時間のロスという見方もあったが，アメリカのレジデンシーひいては正規フェローに挑戦したい気持ちが自分の中で大きなモチベーションとなった．日本での忙しい心臓外科研修のなか，残していた USMLE Step 2試験をクリアし，やっと1回目のマッチング

応募に至った．

マッチング1年目

　マッチング1年目は散々たる結果に終わることになる．大した下調べもしていなかったため，PreliminaryとCategoricalのポジションの違いも認識せず，とにかく有名大学のCategoricalレジデンシー20カ所に応募したところ，見事どこからも面接に呼ばれなかった．

　私にとり本当に恵まれていたのは，大学の大先輩の先生のお力添えもあって，大学6年時に留学したニューヨーク医科大学関連病院であるOLMで急遽面接し，Preliminaryレジデントとして採用が決定した．

　悲劇のどん底から一気に有頂天になったのも束の間，その先に待ち受けているものはまったく予期せぬほどのものであった．

Preliminaryレジデント1年目

　やっと念願の海外臨床研修ができると大きな期待に胸を膨らませて渡米をしたが，病院での研修初日から唖然とすることになる．

　OLMはCommunityプログラムで病院自体は500床程度の中規模，ニューヨークに立地してはいるものの治安の悪いブロンクスに位置する．外観，内装ともに汚く白人の患者はほとんど見当たらない．レジデントの半分以上は外国人部隊で成り立っており，アメリカのいわば三流のプログラムだったのである．しかも自分の立場はPreliminary．Preliminaryレジデントに対する見下すような差別的扱いがあることを身をもって実感した．

　Categoricalレジデント3人とPreliminaryレジデント8人のポジションがある中，毎年約1人がPreliminaryからCategoricalレジデントとして採用されていた．差別的屈辱的扱いや言葉の問題，臨床経験があるにもかかわらず再びの下積み生活など様々な壁にぶつかりながら，何とか反骨心で辛い時期を乗り切った．

　PreliminaryからCategoricalレジデントに採用されるポイントは臨床診断能力，プレゼン能力，アテンディングからの総合評価，手術手技，そ

してアメリカ外科学会が毎年行う認定模擬試験 ABSITE（American Board of Surgery In-Training Exam）での点数である．日本で積んだ外科トレーニングが功を奏し，技術面で認められ，ABSITE も高得点だったため，徐々に認められるようになった．

テキサス・ベンタブ地域病院での自主研修

　OLM で認められるようになったことは嬉しかったが，自分の中で徐々に OLM プログラムに対する不満が募っていった．病院が小規模であるため，高度な手術はあまり行われない．また症例数自体も豊富とは言えず，ここで 5 年間過ごすことが自分のメリットにはならないと思った．

　自分の目標は一流プログラムで研修することでもあったため，ステップアップのための行動に出た．幸いトレーニング中 1 カ月間のまとまった休みが認められていたため，全米中に手紙を出し，1 カ月間トレーニング目的のローテーションを引き受けてくれる病院を探した．返事をくれたのがヒューストンのベイラー医科大学（Baylor College of Medicine），ニューヨークのマウントサイナイ（Mount Sinai School of Medicine/ Mount Sinai Medical Center），そしてシアトルのワシントン大学（University of Washington）の 3 カ所．この中で一番最初に返事をくれたヒューストンに行くことに決めた．

　ヒューストンのベンタブ地域病院（Ben Taub General Hospital）はベイラー医科大学の関連病院で，全米でも有数の外傷病院である．ここで一般外科レジデントの一員としてチームに配属されたが，最初はベイラー医科大学のレジデントから「何でせっかくの 1 カ月の休みをこんなものに使っているのか，物好きだ」という目で見られていた．

　しかし，早朝回診に参加し，専門的な知識を問う様々な質問に答え，手術手技を披露していくうちに，徐々に認められ，最終的には自分の Mentor であった Dr. Carrick から素晴らしい推薦状を受け取ることができた．「テキサス中のプログラムに君のことを話しておくよ」との嬉しいお言葉をもらい，自分としてもこれ以上ないほど充実した，また今後のステップ

アップに大いに影響を与える1カ月間を過ごすことができた.

2回目のマッチング

2回目のマッチングはアメリカ人から推薦状を揃えられたこと，また実際にアメリカでの研修実績があったことからCategoricalの面接にニューヨークとテキサス中心に10カ所ほどから呼ばれた．面接の結果，UT HoustonにCategoricalポジションでマッチングした．どこからも面接のお呼びがかからなかった頃，OLMでの辛い時代を思い出しながら，今までの努力が報われたことに対する喜び，またどこの馬の骨かもわからない外国人である自分をCategoricalレジデントとして受け入れてくれるアメリカの，UT Houstonの懐の深さに感謝した.

UT Houstonでのインターン

UT Houstonは世界最大のテキサスメディカルセンター（Texas Medical Center）の中にある大学で，レジデンシープログラムは主な教育病院，メモリアル・ハーマン病院（Memorial Hermann Hospital）のほか，世界一の癌センター，MDアンダーソンがんセンター（MD Anderson Cancer Center），マイケル・ドベイキー（Micheal DeBakey）が在籍していたメソジスト病院（Methodist Hospital）など一流の病院をローテーションする.

UT Houstonにマッチングした当初は，その名立たる病院群をローテーションできる素晴らしさに胸が躍っていたが，実際のトレーニング開始後またもやアメリカ外科教育の今までと違う側面を目にすることとなる.

UT HoustonにはCategoricalレジデンシーとしてマッチングしたため，再び1年目として研修を開始した．UT HoustonのCategoricalのポジション枠は7人と多く，Categorical枠3人だったOLMとは大きな違いである．ところがトレーニング期間は5年間と掲げられてはいるものの，雇用契約はなぜか1年ごとの更新であった.

そのからくりは，毎年一定以上のレベルに満たない成績の悪いレジデン

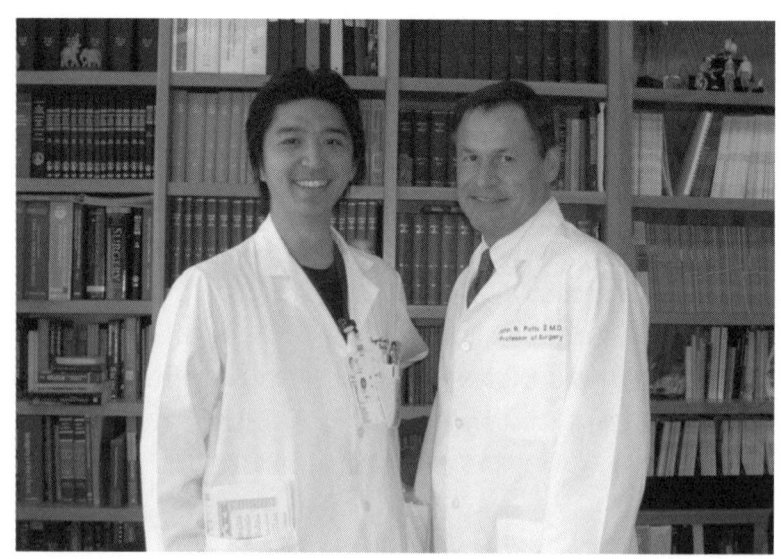

▲ UT Houston の Program Director/ Dr. Potts と

トは Categorical でも契約更新されず，容赦なく振るい落とされるシステムにあった．全米でも有数の恐ろしいプログラムであるということをしばらくして知ることとなった．一番クビになる可能性の高い Categorical 1，2年目のプレッシャーは尋常ではない．医学知識，外科手技，プレゼンテーション能力，臨床能力のすべてを日々試され，毎日試験を受けているかのようなサバイバルゲーム感に溢れていた．

　UT Houston は過去5年間以上 Categorical ポジション枠で外国人を採用していなかったため，最初から厳しい視線にさらされた．これでもかというほど厳しい質問・要求の連続．OLM で Preliminary レジデントとして1年間の経験がありながらも，特にプレゼンテーションで手こずった．

　プレゼンテーション能力の改善のため，パソコンを使い自分の声を録音し客観的にそれを聞き直し，何度も修正して最後には自然と口から言葉が出てくるまで徹底的に練習をした．やがてこのような過酷なプログラムの中でも日々の努力，外科手技そして ABSITE の点数などが認められ，最終的に信頼を獲得することができた．

このような振るい落とし型プログラムは，昔の「ピラミッドシステム」，すなわち最初20人のCategoricalレジデントを採用後，毎年数人ずつクビにし，最終的に7人卒業させるシステムの名残であり，形を変えていまだアメリカの一部で残っている．アメリカ教育のシビアな側面も垣間見ることができた．

　幸いだったのは，当時の2年目が3人クビになったため1つ上の学年に空きポジションができ，当時1年目だった私は翌年3年目に，1年間の飛び級を認めてもらえた．この飛び級はUT Houstonプログラムでは前例がなかったため今でも茶化されることがあるが，この結果1年間のPreliminaryトレーニングも含め合計5年間で一般外科レジデンシーを修了することになった．

　現在5年目在籍中で，率いるチームのチーフレジデントとしての経験を積んでいる．日々の臨床だけでなくアテンディングとの連絡から後輩の教育，チーム全体のスケジュール管理まで，総合的な判断，責任のもとに行うことを要求されている．5年前にアメリカに降り立ってから身をもって実感してきたアメリカ医学教育の経験は，自分にとっての最大の財産だと思っている．

アメリカ外科レジデントの長所と短所

外科レジデントの1日

　アメリカのレジデンシートレーニングは現在ACGMEにより80時間ルールが徹底されているため，日本と比べると労働時間は短い．80時間ルールは週80時間以上働いてはいけない，連続30時間以上働いてはいけない，週1日24時間の休みをとらなければならない等細かいルールが定められ，レジデントの過労を防いでいる．

　80時間ルールを遵守しないプログラムは処罰の対処となり，卒業生が認定医受験資格を失うため，全米中の病院が徹底して遵守するようになっ

たのはつい最近のことである．この80時間ルールが，週120時間以上働かされるため敬遠されがちであった外科人気を復活させた理由の1つでもある．

アメリカの外科レジデントの朝は日本と比べて非常に早く，インターンは4時半から予備回診，その他のレジデントと6時から本回診を行う．回診後7時半から手術開始．1年目が病棟管理を行い，2, 3年目は手術，外来，依頼業務を分担し，4, 5年目がチーフとしてこれらを統括することになる．当直の役割分担も明確で，当直でない者は17時にさっさと帰宅する．逆に当直担当者は他のレジデント分もカバーするため負担は多いが，On Offははっきりしている．

毎週木曜日は朝7時からGrand round（招待演者の1時間講義），Morbidity and Mortality conference；M&M（死亡合併症例検討会），Didactic lecture（教科書的講義）と3時間UTの大講堂に集まる．原則的にはこの間ポケベルも鳴らないようになっており，レジデントの教育のための時間として確保されている．

ローテーションは1カ月〜3カ月ごとに変わり，テキサスメディカルセンター内だけでなく，郊外の病院も含めて多数の病院で一般外科，小児外科，外傷外科，血管外科，移植外科，胸部外科，熱傷，結腸直腸外科など様々な症例を経験する．表3が現在のレジデンシーのローテーションであ

表3 UT Houstonでのローテーション

PGY 1	MHH 一般外科，MHH 胸部外科，MHH 血管外科，MHH 外傷，MHH 移植外科，MHH 小児外科，MHH 熱傷，LBJ 一般外科，LBJ 整形外科，MDA 腫瘍外科
PGY 2	MHH 一般外科，MHH 外傷，MHH 小児外科，LBJ 一般外科，MDA 腫瘍外科
PGY 3	MHH 一般外科，MHH 小児外科，LBJ 一般外科，LBJ 血管外科，SLH 一般外科
PGY 4	MHH 外傷，TMH 結腸直腸外科，MHSW 一般外科，MHSW 血管外科，MDA 胸部外科，SLH 一般外科
PGY 5	MHH 一般外科，MHH 外傷，MHH 血管外科，MHH 移植外科，LBJ 一般外科，MDA 腫瘍外科

MHH: Memorial Hermann Hospital, LBJ: Lyndon B Johnson Hospital, MDA: MD Anderson Cancer Center, SLH: St. Luke's Hospital, TMH: The Methodist Hospital, MHSW: Memorial Hermann Southwest Hospital

る．それぞれの病院での経験はレジデント間でほとんど差はなく，皆がほぼ均等な手術機会，臨床経験を与えられる．

2，3年目では臨床診断能力を4，5年目では治療方針決定能力，術者としての能力を重点的に評価される．症例も4，5年目には膵頭十二指腸切除や肝切除，肺切除などを術者として行うようになり，日本と比較し高度な手術の執刀は早い印象を受ける．

見つからない短所

アメリカでの研修で感じた長所としては，

1．ACGMEという第三者機関がプログラムの認定を司っているため，最低限の教育水準が保証されている．すなわち，日本と比べると平均教育水準レベルが非常に高い．

2．毎年ABSITEと呼ばれる認定医模擬試験が行われる．外科にかぎって，この結果は将来の進級やフェローシップ応募の際，評価の対象となる．最新知識のアップデート，積み上げてきた知識の整理・復習を毎年行える．

3．常にレジデント・アテンディングの双方向評価が行われるため，長所・短所が明確になり，自分自身を客観視できる．

4．レジデントトレーニング修了後もフェローシップ，アテンディング応募時の面接競争に備え，より良い推薦状を書いてもらう，研究・論文活動に励む，ABSITEの高得点を狙うなど，履歴書の内容を充実させるためのモチベーションを維持できる．

5．多数の病院をローテーションし，様々な先生と手術をする機会が与えられるため，より多くのバリエーションの中から自分の手術方法を選ぶことができる．

6．日本での一般外科の研修は消化器外科に重点を置き偏りがあったが，アメリカでは外傷外科，小児外科，移植外科，熱傷などがすべて必修になっており，より幅広い知識をつけることができる．

正直言ってアメリカでの研修に短所は見つからない．ただし，OLMのような小さいCommunityプログラムで得られる手術経験はかぎられており，日本の研修内容と比較するとメリットは少ないように思われる．また癌手術など一部の分野では，逆にアメリカよりも日本のほうが最先端の場合もあり，日本で研修を積むほうが良いと思われるケースもある．

　手術手技は日本人のほうがうまいと言う声をよく聞くが，その「うまい」の判断基準が日本とアメリカで異なることも注意したい．アメリカはスピード感があり早い手術をする人をうまい，日本は時間をかけてでもじっくりと丁寧な手術をする人を「うまい」と考える．

　アメリカの手術の早さを重視する背景には，前述の通りアメリカの外科医には直接手術手技料が入るため，より多くの手術をこなすことが高収入に繋がることも少なからず関係しているであろう．このためアメリカで習得した技能が日本で受け入れられないことは十分にありうる．このような違いや背景を理解しておくことは将来の目指す道を考える上で大切なことである．

マッチング率を高めるためには

　Categoricalレジデントとして最初から採用されるのは非常に厳しく，外国人の場合ほとんどがCommunityプログラムから始めることになる．しかし，Communityプログラムにそのまま留まってしまうと，アメリカが誇る，優れた教育研修を受けられないまま終わってしまう可能性もある．他方で，以下の条件を満たしていれば外国人でも一流プログラムのCategoricalレジデンシーにマッチングするチャンスはあると思う．

　1．USMLEでの高得点（230以上）
　2．アメリカ人からの推薦状
　3．実際に行きたい病院施設での臨床研修実習
　4．リサーチ，論文などの業績

---【留学先の情報】---

John Potts, MD
Program Director
University of Texas Health Science Center at Houston
6431 Fannin Street MSB 4.020
Houston, Texas 77030
Tel: +1-713-500-7200
Fax: +1-713-500-7213
URL ● http://utsurg.uth.tmc.edu/

　これらの条件を満たせなければ，まずは Preliminary レジデントを目指すことが得策であろう．Community プログラムの Preliminary であればバックグラウンドなしでマッチングすることも可能かもしれないが，University プログラムの Preliminary レジデントを目指すのであれば，その病院で臨床研修の実習をして推薦状を書いてもらうのが望ましい．アメリカ人は日本以上に人のつながりを大切にするので，知り合いになり気に入ってもらえれば道は開けてくるだろう．

　Preliminary として開始する際には，そのプログラムの過去の Preliminary から Categorical レジデントへの編入採用率，トレーニング期間中研究する人の割合，トレーニング中の解雇率等を事前にリサーチしておくのも大切である．

　さらに Preliminary レジデントとして採用された際には，とにかく自分をアピールすることである．患者管理の徹底，手術手技，ABSITE の点数等絶えず努力し，評価されれば将来的にも非常に有利に働く．

　私自身実感したのは，日本と同じで，何よりも信用できる働き者はどこにいっても好かれるということである．日本人の几帳面さ勤勉さに対する評価は高い．そのため，一旦 Preliminary レジデントとして採用された際には，外国人であったとしても日本人が Categorical として編入採用されるチャンスは高いのではないかと個人的に思う．

心臓外科フェローシップへ

　先日マッチングの発表があり，現在の一般外科レジデンシー修了後2011年7月から2年間ボストンのブリガム・アンド・ウィメンズ病院（Brigham and Women's Hospital）で心臓外科フェローシップの研修を受けることが決定した．
　日本とアメリカ両方でのトレーニング経験を通し，両者の持つ長所を最大限に吸収し，今後の自分自身の手術手技向上はもとより，学術的な知識に長け，かつ医療教育にも積極的に取り組み，真の意味でのバランスの取れた心臓外科医を目指して邁進していきたい．

　海外臨床留学は単なる留学ではなく，周到な事前準備を要する極めて大変な作業である．厳しい競争に勝ち抜いてプログラムに採用されても，待ち受けるのは茨の道であるが，自分の人生の目標を明確に設定し，常に目標意識を高く持ちながら日々努力を続け，乗り越えた先には必ず道が開けるだろう．そして日々の闘いから学んだすべての知識ノウハウは，間違いなく自分の糧，財産になっている．
　海外臨床留学を目指す方がたに，私の体験が参考になれば幸いである．

chapter 2

Categorical position の獲得にいたるまでと，これから

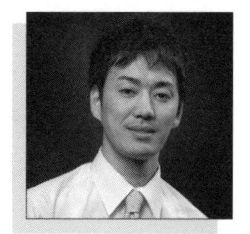

メリーランド大学病院
外科
宮田 真

July 2008-June 2009
General Surgery-Preliminary Resident
Providence Hospital

July 2009-June 2010
General Surgery-Preliminary Resident
University of Maryland Medical Center

July 2010-Present
General Surgery-Categorical Resident
University of Maryland Medical Center

❖要旨❖

　私は今，メリーランド州はボルチモアにあるメリーランド大学病院（University of Maryland Medical Center）にて外科レジデントをしています．この度2010年7月より，3年目レジデントとして念願であったCategorical position を得るに至りました．外科でCategorical position を取るまでの道のりは平坦ではなく，周りの外国人を見渡しても，諦めて自国に帰る人，他科に進路変更する人が少なくありません．ただ，自分の中で目標さえぶれなければ必ず実現可能であり，そしてその労力に見合って有り余るだけの経験・知識・技術を得られると信じています．

穴のある研修システム

　初期研修時代に手稲渓仁会病院にて，アメリカで外科レジデント・フェロー・アテンディングをされた岸田明博先生のもとで学び，その良性疾患や集中治療の知識の広さ・教育者としての素晴らしさに触れ，学生の頃より漠然と持っていた「アメリカで外科レジデントをしたい」という夢は確固たるものとなりました．

Decision making のできる外科医とは

　日本の外科研修とどう違うか，アメリカの外科研修の何がそれほど優れているか．これを一言で説明するのは困難ですが，アメリカの外科レジデンシーの長所の1つは，よく言われるように「オールラウンドでDecision making のできる外科医を育てること」を念頭に，ある意味画一的なカリキュラムを全国的に取り入れていることにあると思います．

　表1・2はそれぞれ私の日本での後期研修とメリーランド大学での外科レジデンシーカリキュラムの例です．日本での後期研修では，1年目を大腸外科，2年目は胃外科を中心とした消化器外科となりました．この間，虫垂炎・そ径ヘルニア・ラパコレ等のジュニアレジデント向けの手術に加え胃切・腸切の基本的なものの執刀や，内視鏡・腹部超音波・血管造影・胃・大腸透視などの検査を担当していました．胃や大腸の少し複雑なもの，肝胆膵領域となると，執刀よりも前立ちや第二助手となることが大多数でした．

　ご覧のように，消化器外科が圧倒的メインであり，小児外科・外傷・移植などを重点的に学ぶ機会はありませんでした．私の例が日本の外科研修を代表するものでは到底ありませんし，また「典型的な外科研修の例」というものが存在しないというのが日本の実情ではないかと思います．卒後5年の研修を終えて渡米した時点の私がそうであったように，日本の外科研修では，例えば小児外科を回ったことがない，移植外科を経験したこと

表1 筆者の後期外科研修の内容

1年目（卒後3年目）	大腸外科	通年
2年目（卒後4年目）	胃外科	通年

表2 メリーランド大学における外科レジデンシーカリキュラム

1年目（病棟雑務中心）	一般外科	5カ月
	救急外科・血管外科・移植外科・小児外科・腫瘍外科・形成外科・泌尿器科・外科	各1カ月
2年目（ICUの経験・手術の機会が増える）	一般外科・救急外科・外傷外科・胸部外科・血管外科・小児外科・移植外科・心臓外科ICU・外科ICU	各1.5カ月
3年目（さらに手術の機会は増え，チーフの補佐の役割）	一般外科・救急外科・内視鏡外科・腫瘍外科	各2.5カ月
	小児外科・血管外科	各1カ月
4年目（ここからは各サービスでチーフレジデントの役割を担う）	救急外科・移植外科・内視鏡外科・内視鏡（この期間は上部・下部内視鏡のみをひたすら行う）	各2.5カ月
	小児外科・血管外科	各1カ月
5年目	一般外科	5カ月
	外傷外科・血管外科・腫瘍外科	各2.5カ月

がない，外傷外科のまともな教育を受けたことがない，血管吻合をまともに行ったことがない，血管外科で扱う疾患をほとんど診たことがないなど，穴のある研修を受けた"外科医"が誕生しうる仕組みと言わざるをえません．

一方，アメリカの外科レジデンシーでは，5年間でこれらを各学年で研修し，どれか1つでも経験せずに修了するということは制度上ありえず，これを満たさないかぎり"一般外科医"を掲げることはできません．例えば自分が消化器腫瘍にしか興味がないとわかっていたとしても，"一般外科医"を名乗っているかぎり直面するであろうあらゆる局面において，本当の意味でGeneral surgeryを経験していることは必ずプラスであり，大

きな強みになると私は思っています．

　臨床判断を培うという意味ではどうでしょうか．1年目は病棟雑務が中心となり，重要な臨床判断を下すことは一切ありません．言ってみれば，情報を収集し言われたことを確実に遂行する「メッセンジャー」です．ここで，いかに効率的に病棟業務を進めるかを覚えます．2年目は多くのICUローテーションがあり，ここでICU管理に加え生理・病態生理を学びます．3年目になると，的確に診断しどの患者に手術が必要かという判断を求められるようになります．4・5年目ではどのように何を使って手術をするかという術前・術中の判断と，合併症に対する判断にも重きを置かれるようになります．

　これらを通して，5年間のレジデンシーを卒業するまでには，一般外科の患者に何があっても的確に判断し対処できる外科医を育て上げています．

　私の章では，Preliminary positionの応募からCategorical positionの獲得に至るまでの過程に少しフォーカスを絞って，思うところを書かせていただきたいと思います．

3度の挑戦で得たCategorical position

「青田買い」のようなやり方で…

　USMLE（United States Medical Licensing Examination）を平凡な点数で合格してしまったあと行き詰っていた私が突破口を見出したのは，在沖縄米国海軍病院での1年間でした．

　ここで得られた推薦状や先生がたの個人的な紹介，そして全米250余りある外科レジデンシープログラムへのまめなメール攻勢は，平凡な点数によるハンディキャップを少し緩和し，100カ所近く応募したプログラムのうちいくつか（University of Texas Health Science Center at San Antonio, University of Pittsburgh, Providence Hospital, Vanderbilt University, Maimonides Hospital, Mercy Catholic Medical Center）から面接の

招待を受けるに至りました．

　Categorical position を1年目から得ることは，外国人であること，USMLE のスコア，そして私が比較的 Old graduate（応募時点で卒後5年目）であったことからほとんど期待していませんでした．ただ Preliminary position でどこかのプログラムに入り，自分を直接知ってもらえる機会さえつかめばいつかは認めてくれるはずという自信はあり，Preliminary position で採ってくれるプログラムがあれば喜んで行こうという心構えでした．

　結局私は，Pre-match とも言われる「青田買い」のようなやり方で，本来の Match day より前にミシガン州のプロビデンス病院（Providence Hospital）という市中病院のプログラムより Preliminary position のオファーを受け，2008年1月迷った結果これを受ける決断をしました．今思えばこの決断は，後の Categorical position の応募を難しいものにしてしまったと思います．

　プロビデンス病院のプログラムディレクターは，他のプログラムディレクターとのコネクションが極めて少なく，いくら良い評価を得ても彼の力で他のプログラムの Categorical position へ編入できる可能性は低いことがわかりました．Categorical position に移行できるとしたら，プロビデンス病院の中で1年目の Categorical position にマッチする（1年繰り返すことになる）ことが最も現実的なものでした．

　"A bird in hand is worth two in the bush" という諺がある通り，Pre-match のオファーをいざ受けると，これを受けてポジションを決定的なものにしたいという気持ちになります．しかしここで慎重にならなくてはいけません．Preliminary position を受ける際には，プログラムディレクターがどれだけの人脈を持っているか，過去の Preliminary レジデントの行き先を十分に知っておく必要があります．

2年目のポジション獲得に苦労

　いったん Preliminary レジデントとして始めたならば，そこから後はひ

たすら頑張るしかありません．私はミシガンでレジデンシーを始める前に，日本人で外科レジデンシーを経験されたある先生から以下のような激励の言葉をいただきました．

このたびはおめでとうございます．
（中略）
　実は僕自身も最初はプレリミナリー・ポジションでした．
　何とか2年目からカテゴリカルへ移ることができましたが，僕が勤務した2つの病院をみても，プレリミナリーはそのほとんどが初年度でクビになっています．
　脅すわけではありませんが，その決定は12月前に下されるので，7月の勤務スタートから最初の3, 4カ月はフルスロットルで自分の能力をアピールしないと生き残れません．
　3月位に「あいつも実は結構ヤル」と思われても，手遅れです．
　週80時間制になってから日中の「Multi-tasking」は熾烈を極めますので，レジデンシーを始める前に心身ともに準備をしておくことが重要でしょう．

　この言葉の通り，私は周りのアメリカ人や他の外国人の2倍働くつもりでやりました．小さいプログラムでは特に，噂話は瞬く間に広がり，良くも悪くも自分のイメージに影響します．いったん良いイメージを持たれるようになると，レジデント生活は急に，楽しいものに感じられるようになりました．
　一方で，Categorical position の獲得という意味では，厳しい現実が待ち受けていました．1年目の Preliminary position で研修を始めて間もなく，慣れない業務の合間に，再び ERAS に登録し来年度の1年目 Categorical position の応募に向けた書類の作成を始めなければなりません．ところが，90余りの Categorical position に応募した結果，1カ所からも面接に呼ばれませんでした．

それでも，一応プログラム内で高評価を得ていることは感触としてわかっていたので，プロビデンス病院での1年目 Categorical position にマッチしていることに一縷の望みを託しましたが，2009年3月結果は Unmatch でした．ここで注意すべきなのは，各プログラムが Rank order list を提出するのは後述の ABSITE（American Board of Surgery In-Training Exam；アメリカ外科学会研修試験）の結果が公表されるよりも前だということです．つまり試験の結果が良くても悪くても，1年目の Categorical position のマッチングには影響しないということです．

プロビデンス病院のプログラムディレクターは，テストの点数や研究の実績に非常に重きを置く人だったので，前述のように USMLE の点数も平凡で研究の実績も乏しい私の場合，ABSITE の結果が加味されないことは確実にマイナス要素で，それが Unmatch の最大の原因と考えられます．

1年目 Categorical position の可能性がないことが確認された後は，APDS（Association of Program Directors in Surgery）などによる空きポジションの情報をもとに，2年目のポジションへ応募することになりました．

ABSITE のスコアの良いことが確認された後は，2年目 Preliminary/Categorical position のインタビューがいくつか入るようになり，その中から，メリーランド大学で2年目の Preliminary レジデントとして働くことに決まりました．こうして，何とか2年目のポジションを手に入れた私の Categorical 再挑戦が始まりました．

ABSITE の高得点がカギ

ABSITE は，年に1回の試験です．この点数が Categorical position の獲得，また Fellowship の応募に際し非常に重要になります．この試験は，一般外科医となるために必要な知識を問うもので，220問からなり，その範囲は基礎医学から始まり外傷・感染症/抗生剤・移植免疫・小児外科・血管外科など一般外科とそれにかかわるすべての分野に及びます（表3）．

1・2年目のレジデントが受ける Junior level の試験では，基礎医学に

表3　ABSITEの試験対象としている分野の割合

Content category	Junior level	Senior level
Body as a whole	66.6%	25.0%
Gastrointestinal tract	10.0%	25.0%
CV/Respiratory	7.8%	16.7%
GU, head and neck, skin, musculoskeletal, CNS	7.8%	16.7%
Endocrine, spleen, lymphoma, breast	7.8%	16.7%

基づいた出題が約7割あります．卒後7年目の私にとって，クエン酸回路や尿素回路，抗生剤の作用機序や耐性のできる仕組みなどは，遠き昔の記憶であり，日本の外科で働いているときには考えることさえなかったので，眠っている知識を呼び起こすのには労力を費やしました．

　ただこういった基礎医学の知識や病態生理を臨床で応用できることこそ，私がそもそもアメリカの外科研修に魅力を感じた理由の1つであり，これらの知識を毎年確認し確かなものにしていくというこの試験には，ただのテストという以上の意味があると思います．

　忙しい外科レジデンシーにおいて，勉強時間を確保して高得点を取るにはそれなりの覚悟が必要です．試験の2カ月前くらいになると，*ABSITE Review*のような対策本を白衣のポケットに忍ばせ，手術の合間などのちょっとした空き時間を見つけて読んだり，毎日仕事帰りに同期のレジデントとコーヒーショップに集まって勉強したりしました．

　結局，1年目・2年目とABSITEで高得点を得たことと，偶然メリーランド大学で3年目のCategorical positionに空きができたことが重なり，3年目以降のポジションを得ることができました．

どうアピールするか…間違った自己主張

「アメリカ人はストレートな表現を好む」「とにかくはっきり自己主張したほうがいい」――これはある意味正しいですが，はき違えてはいけません．文化や言葉が違っても，はっきり表現すると同時に，相手のことを

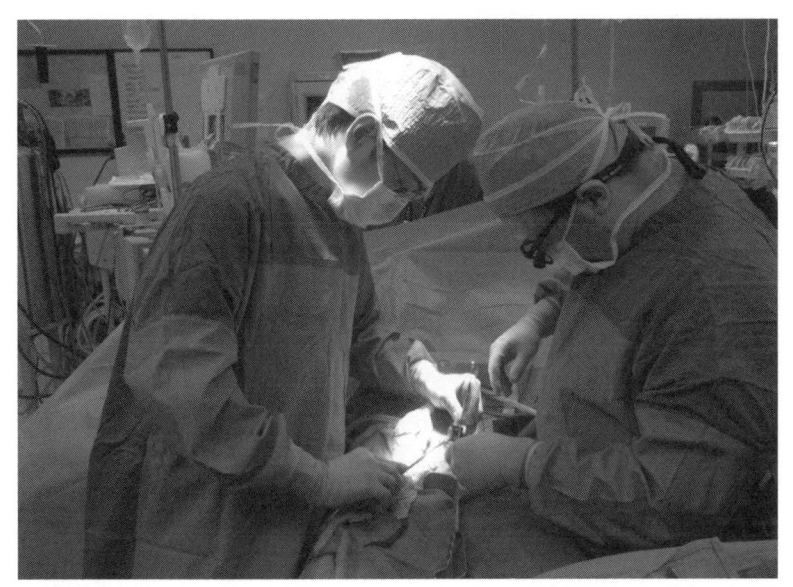

▲移植外科にてフェローと――症例によってはアテンディングは手術室の中で監督をするだけで手洗いしない場合もある

気遣うことが大切なのは何も変わりません.

　例えば夜中にアテンディングを電話で起こすときや，手術中に病棟の患者のことでアドバイスを求めて質問する時など，相手も人間ですから一言「気遣い」の言葉ができるかどうかで，印象は大きく変わります.

　また，日本での経験があるのであれば，医学部を出たてホヤホヤのインターンと比べると，手技的な面では大人と子どもくらいの違いがあることになりますし，時には上級のレジデントの手技を見ても「このくらいならできる」「自分のほうがうまい」と思ってしまうこともあるかもしれません. ただ，こう考えた瞬間，その人から学ぶことは何もなくなってしまいますし，そういった態度は相手にも伝わってしまいます. どんな手技の下手な人からも，学ぶべき点は意外にあるもので，素直に聞いているうちに，思わぬやり方を教わったりすることがあります.

　「自分は日本で何年の経験がある」ということも，隠す必要はありません

が，私は聞かれない限りは言わないようにしています．間違った「自己主張」をしてしまうことで，「生意気なヤツ」と思われ，知識も実力も素晴らしいのに Categorical position に移ることができず，自国に帰ることになった外国人も見てきていますし，また言葉を使わなくても，手術室で機会を与えられたときにそれをバシッとこなせば，自分の手が言葉以上に「自己主張」してくれます．そうすることで信頼を得られた時は，何よりも嬉しいものです．

　そう考えると，日本人の「勤勉さ」はもちろんのこと「控えめさ」「謙虚さ」も，時と場合によっては役に立つことがあるように思います．1年目の最後に The Most Outstanding Resident of the Year Award を受賞したことは，ABSITE の点数とともに，平凡だった私の CV（Curriculum vitae；履歴書）の見栄えを少し良くし，Categorical position の獲得にも一役買いました．

大学病院か市中病院プログラムか

　Preliminary position の応募で，どのプログラムを上にランクするかを考える際は，何をおいても Categorical position に移れる可能性に重点を置いて決めるべきです．

　大学病院のプログラムでは，メリーランド大学のように1，2年の研究を義務付けているところもあり，研究から臨床に戻ってくるレジデントの数が少なくポジションに空きができることもあります．研究の義務があるかどうかも判断材料としてください．また，ネームバリューのある大学病院に Preliminary position で入れば，Categorical position の面接に呼ばれやすいかもしれません．

　研修の内容自体で言うと，市中病院では一般的に1年目から手術室にたくさん入ることができ，よい評価をもらうチャンスがあります（この場合の手術はいわゆる Lumps and bumps，ヘルニア，虫垂炎，ラパコレなど1年目向けの手術です）．大学病院では，1年目は病棟雑務に追われ手術

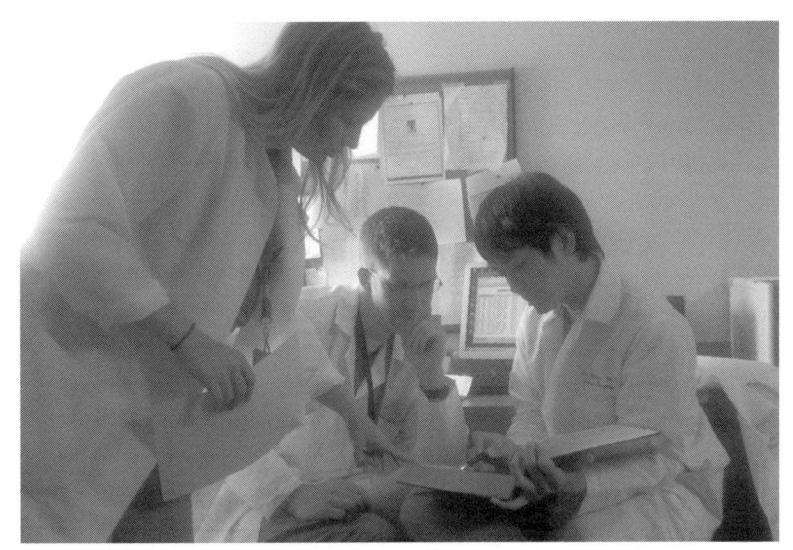

▲ 1－2年目は，自分がひたすら頑張っていれば認められた．3年目以降になると下の学年に教えること，彼らを動かすこと，全体を見渡すことが求められる

室に入る機会が少ない傾向にありますが，他病院からの紹介による困難症例が集まり，より幅広い疾患を経験できますし，外傷・小児外科・移植外科などのサービスがたいていは自分の病院内に揃っているので，これらを常に身近で経験できるメリットもあります．

　将来Fellowshipの応募を考える場合，市中病院からでもPlastic surgeryなど難関とされるFellowshipに入る人はいるものの，小児外科などポジションが極端に少なく超難関とされるFellowshipに入るためには，大学病院プログラムで研究の実績をあげなければまず不可能でしょう．

アメリカで通用する外科医＝日本で通用する外科医？

「アメリカで外科レジデントになるのはとても難しい」と言われます．私自身も，「あなたのUSMLEの点数では外科でレジデントは無理でしょう．やめておきなさい」とある先生に言われたことがあります．

┌─【留学先の情報】─────────────────┐
│ Patricia L Turner, MD
│ Program Director
│ Department of Surgery
│ University of Maryland Medical Center
│ 22 S Greene St
│ Baltimore, MD 21201
│ Tel：＋１-410-328-6187
│ Fax：＋１-410-328-5919
│ URL ● http://medschool.umaryland.edu/generalsurgery/index.asp
└─────────────────────────────┘

　いろいろな人が discourage してくるかもしれません．しかし，（これは私が最終的に Categorical position を得たから言えることかもしれませんが）誰が何と言おうと不可能ではありません．努力と少しの運で急に道が開けてきます．確かに Preliminary position に入ったとしても，そのあと Categorical position を獲得するのはもうひとつの試練であります．でも，外科をやりたいと思い続けて諦めずに頑張った人で，どうしても Categorical position を得られずに帰国する羽目になったという話を聞いたことがありません．

手術室での評価が励みに

　では卒後何年目に渡米するのが理想的でしょうか？
　私は２年間の外科系初期研修の後，一般消化器外科を２年間日本で経験し，在沖縄米国海軍病院のインターンシップ１年間を経て渡米しました．いま思えば，もう１，２年早く渡米できていてもよかったなとは思いますが，日本での経験に助けられたことは数知れず，それにより特に手術室でよい評価を得ることができたのも事実です．
　答えはありませんが，英語によるハンディキャップの少ない人であれば，初期研修の２年でアメリカの医学部４年生に同等なレベルの知識に加え，

基本的なベッドサイド手技と手術手技をある程度身につけた後，できるだけ早めに渡米できるように作戦を立てるのがよいかもしれません．

　アメリカでの外科レジデンシーに興味があるという方自体は結構多く，時々そういう方から連絡をいただくことがありますが，結局興味はあっても応募に至らないという方に一番多いのは，「英語ができないから」とか家族・プライベートの問題などでリスクを感じてしまううちに，アメリカで外科レジデンシーを目指すこと自体の意義を見失ってしまうパターンではないかと思います．

　確かに将来日本に帰ることを考えた時，「アメリカで通用する外科医」が「日本で通用する外科医」になれるかということに関しては，私自身も不安がないというと嘘になってしまいます．しかし幸いにも，初期研修で岸田先生の影響を受けて以来，アメリカでの外科研修の意義自体に疑問を感じたことはありませんし，こちらに来て2年間，その期待を裏切られたと思うことは一度もありません．

◎外科レジデンシー応募の際に役立つと思われるウェブサイト……………
- **ACGME Accredited Program Search**
  http://www.acgme.org/adspublic/
- **FREIDA Online Search**
  https://freida.ama-assn.org/Freida/user/viewProgramSearch.do
- **ACS Search for a Surgery Residency**
  http://www.facs.org/residencysearch/search/search.html
  いずれも全米約250カ所の外科レジデンシープログラムの検索サイトで，それぞれ違った情報が得られる（Non-designated/designated preliminaryの数，インタビューの時期・ビザの種類，IMG；International Medical Graduatesの比率など）．

- **APDS（Association of Program Directors in Surgery）**
  http://www.apds.org/
  Vanderbilt UniversityのDr. Tarpleyらの運営するサイト．全米の一般外科レジデンシーやフェローシップの空きポジションの情報が逐次掲載される．

3年目となりレジデントとしての責任も次第に重くなってきますので，自らさらに研鑽を積んでいきたいと思う一方，1人でも多くの同志に，アメリカ外科レジデント目指してもらいたいと思っていますし，そのためのお力に少しでもなれたら幸いです．

chapter 3

アメリカの医学部からレジデントになった私

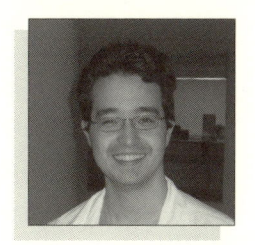

アイオワ大学
一般外科
宮坂栄一

July 2002-June 2006
Medical School
University of Michigan

July 2006-June 2008
General Surgery-Categorical Resident
University of Iowa Hospitals and Clinics

July 2008-Present
Research Fellow
University of Michigan

❖要旨❖

　アメリカの教育システムを経て外科研修を受ける日本人医師の情報は希少です．日本とは研修に至るまでの過程は異なりますが，同じ外科研修を受ける者として私の体験談も少なからず参考になると思います．教育システムに差はありますが，成功するために必要な資質は日本でもアメリカでもかわりありません．しかし資質を持っていても，細かいところでどのように表現するかで，つまずいてしまうこともあります．私の実体験をもとに，他の書物ではあまり扱われることのない，小児外科をめざす過程を皆様と分かち合いたいと思います．

「あなたと違うんです」

　偉そうに某元首相の言葉を借りますが，決して不遜な意味ではなく，私はおそらくこの本を読まれている先生がたと異なったルートを経て，現在アメリカで一般外科研修をしております．しかし，同じ外科の世界で研修を受ける者として，私の経験も少なからず皆様の参考になると信じて話を進めさせていただきます．私は，小児外科医になるためにまだ一般外科を研修中の身です．ここでは高校卒業から一般外科研修に至るまでの話を中心にさせていただきます．

日本とアメリカの医学教育システムの違い

　私は幼稚園，小学校と純日本風の教育環境で育った後，中学時代からは日本のインターナショナルスクールでアメリカ風の教育システムの中にいました．インターナショナルスクールを卒業後，ハーバード大学の数学科，ミシガン大学（University of Michigan）の医学部を経て，アイオワ大学（University of Iowa Hospitals and Clinics）一般外科の研修医になりました．現在一般外科の研修を2年終え，ミシガン大学で短腸症候群のメカニズムについて基礎研究を行っております．

　この本をお読みになられている方は，アメリカの医学教育システムを多少はご存じのことと思われます．また，外科を中心に興味を持たれていると思いますが，アメリカで外科の研修をしている医師がどのような教育を経ているかをよりよくわかっていただくために，高校卒業の時点から日本とアメリカの医学教育システムの違いを短くまとめます．

高いモチベーション

　日本では高校を卒業するにあたり，医学部を受験し，入学後6年間の医学教育を経て医学部を卒業し，医師免許国家試験を受ける資格が得られます．医学部の6年間は厳密に分けられてはいないようですが，基本的には最初の2年間は教養科目，次の2年間は解剖学など医学に必要な基礎科目，

そして最後の2年は臨床実習中心のカリキュラムを受けることが一般的とされています．ただ，実習，あるいはベッドサイド実習とされても，見学者の域を出ないことが多いともいわれています．

　一昔前までは国家試験に合格した時点で将来進みたい科の研修が始まりましたが，平成16年（第98回）以降からは，国家試験に合格した後，2年間の初期研修（スーパーローテーション）が義務づけられました．この初期研修では，将来何科を志望しようと，内科・外科など所定の一般的な臨床科を含めた研修を行うことになっています．この初期研修を終えてはじめて専門分野の後期研修を始めることになっています．

　一方，アメリカでは高校を卒業後，基本的に直接医学部には入らず，まず4年制の大学で学士号を取得した後，4年制の医学部に進学します．まれに大学入学時点で医学部までパイプラインがつながっている8年制のプログラムに入ることも可能ですが，そのようなプログラムは全米約150の医学部の中でも1割もありません．このように，まず一般教養を身につけた学士になった上で医学を勉強することから，米国の医学部は医学校（Medical school）と呼ばれ，大学院と同格に扱われます．

　アメリカでは，大学から医学部（医学校）へ進学するためには理系を専攻する必要があると思われるかもしれませんが，そのようなことはありません．医学の道へ進む学生の大多数は理系に興味を持っているため，生物化学，分子生物学などの専攻が多いことは確かです．しかし，医学部入学のための必修科目（生物学，化学，物理など）を受け，医師を志すモチベーションを示すことができるのであれば，文学，歴史，社会学の専攻であっても進学は可能です．

　むしろ理系の医学部志望者が多い中，文系のバックグランドを持っているということは基本的な物事の捉え方や考え方が違うので，選考委員会で一際目立ってプラス要素になることもあります．

Traditional コース，PBL コース

　アメリカの医学部入学後は，大学によりカリキュラムがだいぶ異なりま

すが，大きく2つのタイプに分けられます．1つはTraditionalといわれ，最初の2年間，医療基礎医学を学科別に学習した後，2年間のクラークシップという，医学生としての臨床実習を行います．もうひとつはProblem based learning（PBL）といわれ，最初の2年のカリキュラムを臨床問題基盤型で学習します．

　Traditionalカリキュラムでは病理，解剖，生理学，薬理学などを個別に習います．しかしPBLでは，トピックが糖尿病なら，少人数グループに分かれ，糖尿病患者の治療にあたる上で知る必要のある糖尿病でみられる病変，膵臓の解剖，メタボリックシンドロームやケトアシドーシスの病態生理学やインシュリンの薬理学などの大事なポイントをグループで考え，調べ，そして討論しながら糖尿病について学びます．

　どちらがより効果的かは個々の学生によりますが，アメリカの医学部内での学び方にもかなり違いがあることがおわかりいただけると思います．しかしいずれの場合でも，日本の医学生とは，ベッドサイドの実習では，見学者（傍観者）ではなく，チームの一員にしっかり組み込まれるところが共通しての違いだといえます．

進路（専門）の決定―サブインターンシップでの体験―

　さて，ようやく外科研修の前までこぎ着けました．通常，アメリカの医学生は医学部3年目の半ば/終わりまでに臨床研修の専門を決めます．一般外科なら，一般外科と決めた後，4年目の実習ローテーション中に外科のサブインターンシップを選択するようにします．

　このサブインターンシップは学生にとって医学生のうちに外科医の仕事は自分に合っているのかを最終確認するとともに，翌年インターン（1年目の研修医）としての生活を体験する最も良い機会です．医学部にもよりますが，4－6日に1度の当直も経験します．さらに，このサブインターンシップのときの指導医にレジデントアプリケーションを提出する際に推薦状を書いていただくことが多いので，ここでの自分の働きぶりが今後の人生を左右すると言っても過言ではありません．

しかし，反対に指導医やレジデント側から見るとこの医学生は自分たちがやっている仕事に興味をもってこの道に進んできているのですから，自然と医学生を後輩の医師のようにとらえてくれます．したがって，サブインターンはほかの3年目の医学生にはやらせないようなことを手術中にやらせてもらえるなどのメリットもあります．

　普段，手術中，3年目の医学生は鉤引きが仕事です．優しいレジデントや指導医でも皮膚の縫合を少し経験させてくれる程度です．しかし，サブインターンは中心静脈カテーテル挿入などのインターンレベルの処置を第一助手としてすることも少なからずあります．

　一般外科をめざす場合，一般外科のサブインターンシップに加え，手術集中治療と麻酔科の選択実習もカリキュラムに取り入れるのが有用です．また心臓外科や小児外科などの一般外科の次のサブスペシャリティーに興味があればその選択実習は必須です．

出願と面接の心得

　一般外科研修プログラムへのアプリケーションに必要な項目はいくつかあります．一般的にはERAS（Electronic Residency Application Service）の共通願書，医学部の成績書，推薦状3－4通（医学部長あるいは学長；Dean's letter，及び外科部長の推薦状を含む），自己紹介状（Personal statement）USMLE（United States Medical Licensing Examination）Step 1，ECFMG（Educational Commission for Foreign Medical Graduates）credentialing（資格証明書類など）と受験料です．

　ここから先はPreliminary（1－2年の外科初期研修のみ）ではなくCategorical General Surgery（チーフレジデントとして卒業し，アメリカ外科学会の専門医試験受験資格を取得できる最低5年間の一般外科研修）についての話にしぼります．

受付開始＝締め切り，に注意！

　当たり前のことですが，まず一番大切なのは締め切りに遅れないことです．1つ遅れると，スクランブルする（後述）または翌年までチャンスが回ってきません．推薦状を書いていただくお伺い，CV（Curriculum vitae；履歴書）を手に，締め切りの最低数カ月前にすることが大切です．

　アプリケーションを出す1年以上前でも，すばらしい内容の推薦状を書いてもらえる時には，その時にお願いするのが得策だと思います．そして，アプリケーションの時期が迫ってきた際には，当時書いた推薦状をもとにERASに提出していただくように依頼しましょう．

　もうひとつあまり公には言われていませんが，競争の激しい外科研修プログラムでは，「受付開始日」が実質的には「締め切り日」であるということです．Dean's letterなどは11月までアップロードされませんが，「受付開始日」は研修プログラム側が応募者の情報をダウンロード開始できる日（2010年度は9月1日）であり，その日までに研修プログラムに志願することを明示しないと，その他大勢の応募者と比べて積極性がない，モチベーションが低い，決断力が悪いなどと解釈されてしまいます．実際，私も願書を出そうか迷っていた研修プログラムが1つあり，「受付開始日」から1週間ほど遅れて願書を出しましたが，数週間後に他の格上のプログラムでの面接が決まっていたにもかかわらず，そのプログラムからは不合格通知が届き，苦い経験をしました．

　Personal statementの書き方については有益な書物が多数ありますのでここでは省略させていただきますが，私の経験から，Personal statementの草案はまずは思いに任せて，一気に長めに書くと後での校正が比較的楽になるのではないかと思います．

　Step 1は日本人だけでなく多くの人にとって難関です．これは語学力に問題のない多くのアメリカ人医学生にとっても当てはまります．Step 1は時間との戦いの要素があるため，練習問題を解いているとき，厳しく時間を計りながら練習することをお勧めします．また，金銭的に少し余裕のある方はKaplanなどのUSMLE Prep courseを受けると，多くの練習問

題や本番の雰囲気をオンラインで体験できる点では有益かもしれません．しかし，医学部の最初の2年で習った基礎医学の集大成をもとにこのテストが作られているため，短期間の詰め込み勉強で大幅な点数アップは期待できません．

そのほかの留意点

　アプリケーションプロセスについてあと2点述べさせていただきます．（1）多くの研修プログラムではアプリケーションを出した時点でStep 2に合格している必要はありません．実際Step 1の点数が高い人は準備なしで無理にStep 2を受けて悪い点数をとるより，少し余裕をもってStep 2を受けたほうが安全だと言うことです．

　次に，（2）面接に行くための旅費は広大なアメリカでは想像以上に高額であったことです．私は，西はカリフォルニア，東はフロリダまでの15の面接を受けました．これは全体で見ても多いほうで（私が会った応募者の中で少なかったのは4カ所，一番多かったのは27カ所という強者もいた），旅費だけでも5000米ドル以上かかりました．

プログラムとの相性はその場の雰囲気で

　次に面接日の話題に移ります．面接はプログラムが適正な応募者を選ぶ大切な場でもありますが，応募者にとってプログラムが適正であるかを見る場でもあります．ほとんどのプログラムでは面接前日に指導医抜きでレジデントだけと会うイベント（普通は夕食会）があります．こういうイベントにはなるべく参加することをお勧めします．

　ここで気をつけてみるのはどのようなレジデントが何人参加しているかということです．プログラムの将来を決める大切な時期のイベントに臨床レジデントが1人も参加していなくて，リサーチレジデントが2人しか来ないようなプログラムはレジデントのモラルが相当下がっているか，労働条件が劣悪だと考えてもいいと思います（私は実際そういうプログラムで面接をし，指導医らとの面接もいい感触が得られず，私がつけたランキン

グは下から2つ目でした）．もし，インターンからシニアレジデントまで数人ずつ参加するようであればそのプログラムはレジデントの将来のことを真剣に考えていると思えます．

　しかし，レジデントが大勢きても，そのイベントの主役が応募者であるにもかかわらず，自分たちの間でしか話をしないようでは問題です．レジデントらが応募者と積極的に隠し事なしに話をするようならば，そこのレジデントはプログラムに満足していると考えられます．

　一方，こういうイベントは研修中の者同士だから気兼ねなく自由に話してもいいと言われますが，最低限のマナーは守り，悪口は避けるようにしましょう．レジデントの間で「あいつは態度が悪い」などという噂が流れ始めると，知らないうちに上（ファカルティー）にそれがつたわり，せっかくの面接が台無しになってしまう恐れがあるからです．

　ファカルティーとの面接では基本的な質問に対する答えは前もって予習しておくことが必要です．例えば，「なぜ外科医を目指しているのか」「なぜこのプログラムを選んだのか」「このプログラムについて何か質問はあるか」などです．また，日本から研修に来る方は必ず「なぜアメリカに来たいと思ったのか」また「そのプログラムで研修することによってどう自分の将来がかわるのか」と聞かれるでしょう．

　その際には，漠然とした答えではなく，具体例も含めた，相手にも自分のビジョンを見せるような答えが好印象を与えます．もちろん，このような真剣な質問もあれば，趣味について聞かれたり，15分間野球の話ばかりをして終わった面接もありました．私は最終的にプログラムとの相性が合っているかはその場の雰囲気で感じ取るのも必要だと思いました．

CV（履歴書）の充実をはかる

　話を少し戻しますが，医師としてアカデミックなキャリアに進みたい場合には，医学部時代から準備をすることをお勧めします．

　アメリカの多くの大学の医学部では1年目と2年目の間の夏休みに医学生用のプロジェクトを管理するアドバイザーを紹介するシステムが整って

います．もちろん，医学部を通さず，自分でアドバイザーを見つけ，プロジェクトを手がけることも可能です．このプロジェクトを学会での発表，もしくは論文投稿まで到達できれば，履歴書の大きなポイントになり，将来研究を行う上での基盤となります．ほかには，在学中，1年間休学し，その間に修士号をとる，基礎研究をする，フルブライトなどの奨学生になる，またもっとユニークなところでは開発途上国でボランティア活動をするなどといったことをする学生もいます．

　時間を費やしてこのような活動をする学生は，将来もその道で活躍するために必要なモチベーションがあるという意思表示になります．もちろん，将来開業するのが目標であれば，こういった活動をするのは時間のロスになり，学費を払うための借金も増えるのであまり意味がありません．

アカデミックキャリアへの関心

　冒頭にも書きましたが，私は今，一般外科のレジデント期間中ですが，基礎研究も行っています．アメリカではアカデミックなキャリアに進みたい場合，こういう研修途中（5年間の研修の2年目か3年目の後）に約2年間臨床の場から離れ，基礎研究をするのは珍しいことではありません．

　大学病院に直属している研修プログラムではレジデントが目的を持った研究に時間を充てたいと言えば，プログラムディレクターまたは外科部長が何らかの形でそれを実現させようとかなりの努力をしてくれます．ミシガン大学やカリフォルニア大学・サンフランシスコ校などの一般外科プログラムでは基本的に2年間の「Academic enrichment time（学問/研究に充てる時間）」が義務づけられています．

　一昔前は基礎研究をする人がほとんどでしたが，最近は臨床研究や公衆衛生の面でキャリアを確立したいとする人も増えてきています．

　私は，短腸症候群に興味を持っており，将来小児外科を目指しています．私が研修しているアイオワ大学ではこの類いの研究をしている外科医がいなかったのですが，運よくミシガン大学医学部の学生時代に中心静脈栄養と短腸症候群の研究をしている小児外科の教授と面識がありました．そこ

で2年目の中頃，アイオワ大学外科部長の教授と話をし，研究費を賄うグラントを自分で探すことを条件に他大学（ミシガン大学）で研究をしてもよいと許可を得て現在に至っています．

　また私は将来，キャリアの面でも日本と関係を持ち続けたいと考えており，国際的に交流できる機会が比較的多い基礎科学の分野で活躍できることを目標にしています．

　何はともあれ，課外活動をするのであれば興味がある/好きだからやるのが大切で，履歴書に書くだけのための活動にしないことが重要です．面接になったとき，まず必ずこういった活動について聞かれます．その時の目つき，態度，話し方で，本当に情熱を持っているかはだいたい見当はつきます．

マッチデーの迎え方

　では，なぜここまでしなくてはいけないのか？　それは，アメリカの高名な大学の外科研修プログラムに入るための競争は想像以上に厳しいからです．ご存じの方も多いと思いますが，アメリカで一般外科の研修プログラムに入るにはNRMP（National Residency Matching Program）を通して研修プログラムに志願し，応募者側とプログラム側のランキングリストをもとにマッチングというコンピュータープログラムを使ったプロセスで研修先を決められます．

　多くの一般外科研修プログラムは毎年5人から8人のレジデントを募集し，そのポジションに対して願書を出す医学生の数は数百人レベルに及びます．そして，その中から書類審査を通った約40人から100人の学生だけが面接にたどり着けるのです．

　医学生は複数箇所に願書を出せるため，正確には倍率はやや低くなりますが，競争が厳しいことにかわりはありません．有名大学だけでなく，2010年度の一般外科（Categorical）全体で見ると，1077のポジション

【留学先の情報】

W. John Sharp, MD
Program Director
University of Iowa Hospitals and Clinics
Department of Surgery
200 Hawkins Drive
Iowa City, IA 52242-1086
Tel: + 1 -319-353-6425
URL ● http://www.healthcare.uiowa.edu/surgery/index.html

があり，2241人の志願者がいました（うち米医学部新卒者が1262人）．そのうち，マッチングで決まった1075ポジションのうち895が米医学部の新卒者でした．残りの180ポジションすべてがIMG（International Medical Graduates）のマッチング（再度マッチを試みる米医学部卒業者や外国の医学部を卒業したアメリカ人も少数ながらいる）だとしてもマッチ率は2割に達しません．

マッチ全体でIMGのマッチ率が約4割なのをみると，一般外科に入るのはさらに難しいのが現状です．ポイントはいかに他の応募者と違う資質をアピールし，自分の将来像がどう研修プログラムのビジョンと重なるかを説明することだと思います．

空きポジションをめぐり必死の1週間

面接が一通り終わり，Thank you lettersを送ったら，あとはマッチリストを作り，3月中旬のマッチデーを待つだけです．マッチデーと言われますが，実はマッチウイークと言ったほうが正しいかもしれません．

マッチウイークの月曜日の正午に応募者はマッチしたかどうかインターネットでチェックできます．無事マッチした人はその週の木曜日にマッチ先が明かされます．しかし，マッチできなかった人にはスクランブルというプロセスが始まります．スクランブルとはマッチできなかった応募者が

マッチ後にまだ空きのあるプログラムに編入しようとすることです．

　このプロセスは椅子取りゲームみたいに早い者勝ちの要素を多く含みます．マッチウイークの火曜日の正午に空きのあるプログラムのリストが開示されます．そこから，医学部のスタッフ，推薦状を書いてもらった教授や自分の友達に協力してもらいながら，電話やファックスでプログラムと連絡を取り，プログラム側の空きがほかの応募者にとられる前に編入を取り付けるようにします．

　外科のPreliminaryポジションはマッチ後も比較的空きが多いのでスクランブルで編入することは十分可能ですが，一般外科のCategoricalポジションにスクラブルで入るのはきわめて難しいことです．2010年度の一般外科Categoricalポジションでマッチ後の空きは2個しかありませんでした．言うまでもありませんがスクランブルするよりマッチするほうがあらゆる面でより良いのは一目瞭然です．

　最後になりますが，私のこれまでの経験から，アメリカの外科研修のポジションを得るにはやはり十分な情報を得るアンテナを持つこと，同様にそれに向かうための下準備もしっかり行うこと，そして何よりも自分の目標に対する熱意を表現することが大切だと思います．私の経験談が少しでも皆様のお役に立てることを願っています．Good luck.

＊　　　＊　　　＊

　言葉の壁がない上，アメリカの医学部からレジデントになれたのは，両親，弟，その他の親戚を含めた家族が教育を重視した恵まれた環境を築いてくれたおかげであると思います．この場を借りてあらためて感謝の気持ちを表したいと思います．

chapter 4

腫瘍外科フェローシップを終えた今

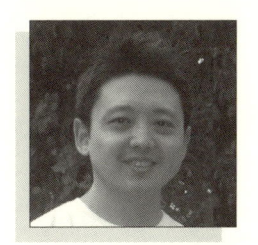

ミシガン大学外科

伊藤史人
JANAMEF Fellow 1998, 2000

December 2000-June 2003
Research Fellow
Division of Surgical Oncology
University of Michigan

July 2003-June 2005
General Surgery-Preliminary Resident
University of Washington Medical Center

July 2005-June 2008
General Surgery-Categorical Resident
University of Wisconsin

July 2008-June 2010
Clinical Fellow
Department of Surgical Oncology
Roswell Park Cancer Institute

December 2010-
Assistant Professor
Department of Surgery
University of Michigan

❖要旨❖

　アメリカで臨床医学留学を希望する医学生や若い医師が増えているようだが，他科と比べ外科に関しての情報は少ない．外科レジデンシープログラム，そしてフェローシップに入り修了することは容易ではないが，決して不可能ではない．私は卒後5年目に渡米，2年半の研究留学後，外科レジデンシー，腫瘍外科フェローシップを修了した．決して平坦な道ではなかったが，素晴らしく実りある経験ができた．今日のアメリカ外科トレーニングの動向及び内容を私の経験を交えて伝えていきたいと思う．

将来のテーマと出会う

アメリカ医学留学を志すきっかけ

　大学時代，海外旅行すらしたことがなく，ボート部のクラブ活動に明け暮れ，ほとんどの時間を艇庫で過ごした私にとって，アメリカで臨床をすることなど，頭に浮かんだことさえなかった．

　アメリカでの医療・外科手術に興味を持ったのは，アメリカにて外科臨床研修の経験をお持ちの岸田明博先生と働く機会があり，話を聞かせていただいてからである．その後，USMLE（United States Medical Licensing Examination）Step 1, 2に合格したことをきっかけに，日本での外科研修最後の2カ月間，幸運にもミシガン大学（University of Michigan Medical Center）外科を見学させてもらう運びとなった．

　当時，日本ではあまり見ることのできない肝・膵移植治療を主に見学する予定であったが，Minimally invasive surgery（腹腔鏡・ロボット手術；以下，MIS）や腫瘍外科のほうにも興味を持ち，後半はこちらを見学させていただいた．

　圧倒的に多い手術症例を経験し，かつカンファレンス，学会発表などをこなすチーフレジデントと話をしたり，Evidenced based medicineが診断治療の柱となりつつあった頃に，毎日のように行われていたカンファレンスへ参加できたことは大きな刺激であった．日本の医療，医学教育を，初めて別の視点から見ることができたことも良い経験になった．そして，いつかアメリカで自分も臨床に携わってみたいという思いが高まった．

　この臨床見学は，わずか2カ月であったにもかかわらず，その後に長く続くレジデンシーやフェローシップを支えてくれる動機付けとなった．海外での臨床研修を考えている医学生，研修医の方々に短期の臨床見学を勧める理由はいくつかあるが，「自分にとっての臨床医として海外で働く価値」を見出し，目的意識を明確にするためには非常に有意義であるのでは

ないかと思う．

研究留学のメリット

　帰国後，大学院に入学し，基礎研究を始めたが，アメリカでの臨床研修の夢を忘れたことはなかった．幸いにも2カ月の見学中に知り合った，移植外科医で外科前主任教授の Dr. Jeremiah Turcotte の紹介により，ミシガン大学腫瘍外科の Dr. Alfred Chang のもとで，Research fellow をする機会が与えられ，日本の大学院在籍中に留学が可能となった．

　レジデントをする前にアメリカで研究をすることにはメリット・デメリットがあるが，忙しいレジデントとなる前にアメリカの生活や文化に慣れることができ（特に家族と共に渡米する場合），英語でのコミュニケーション能力に不安があった私には，メリットのほうが多かったと思われる．幸運にも論文を出すこともでき，後に正規レジデント（Categorical resident），フェローシップに出願する際にも役立った．

　ラボで一緒に研究をしていた外科レジデント Dr. Joe Skitzki と Dr. Craig Mckinney にはレジデンシーに出願する際に，色々と相談に乗ってもらった．Joe とはその数年後，ローズウェルパーク癌センター（Roswell Park Cancer Institute）でも再会し，共同でいくつかの研究をすることとなる．

正規ポジション獲得の条件

先の保証もなく

　アメリカでも日本とほぼ同様の理由で，外科研修志願者が2000年から減少し，2001，2002年には Categorical position でも空きスポットのあるプログラム（Unfilled position）が数カ所出たほどであった．ところが，研修医の労働時間に関してすべての研修プログラムに規制ができたために80時間ルール（80 hour rule），生活の質を重んじる最近の医学生の人気を取り戻し，私がマッチングに参加した2003年から外科は再び狭き門と

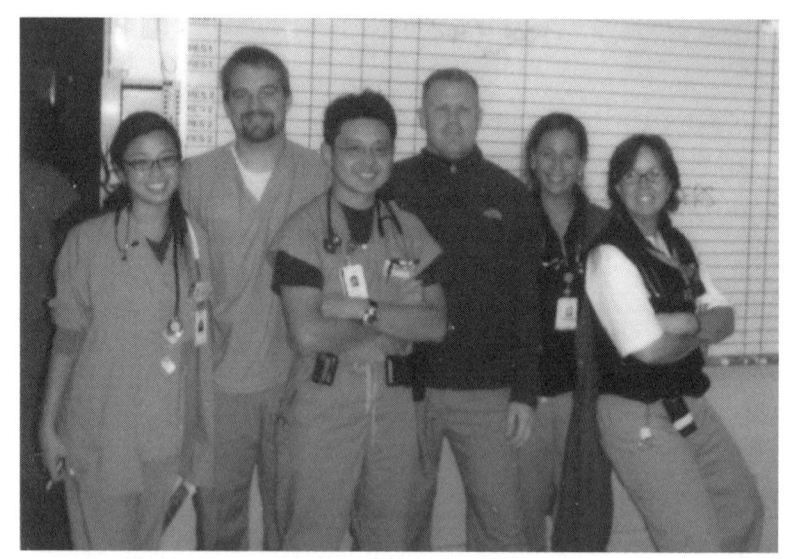

▲ University of Washington 関連施設，Harborview Medical Center の ER Trauma doctor として（筆者左から3番目）

なった．

　ちなみに 2010 年の NRMP（National Resident Matching Program）の統計によると，外科正規レジデンシー（Categorical surgery）にマッチした者の割合は，アメリカの医学部卒業生（US senior）が 83.1% を占め，内科の 54.5% や家庭医学の 44.8% に対してアメリカの医学部卒業生が占める割合が多いことがわかる．（Results and Data: 2010 Main Residency Match; NRMP 参照）

　さらに残る 17% の中には私のようなアメリカ国籍を持たない外国医学部卒業生（Non-US citizen IMG）だけでなく，オステオパシー医学校やカナダの医学部卒業生，アメリカ人だが外国医学部卒業生（US citizen IMG）などが含まれるため，アメリカの国籍を持たないカナダ以外の外国医学部卒業生で Categorical position にマッチした者はさらに少ない．

　Categorical position にマッチできなかった場合は Preliminary position という1年もしくは2年のスポットを探すこととなる．ちなみにこ

こで言う Preliminary position とは泌尿器科，耳鼻科，脳外科，麻酔科などの2年目以降のポジションが確保されているレジデントが得る1年目の Designated preliminary position とは異なり，その先が保証されてない Non-designated preliminary position を意味する．

　私の場合，Categorical position にはマッチできなかったが，シアトルのワシントン大学（University of Washington Medical Center）外科での Preliminary position を獲得できた．先が保証されていないながらも外科レジデンシーを始めることができた．アメリカにて臨床に携わってみたいという願いが叶い，一歩足を踏み出した瞬間であった．

　外科系ローテーションの内容は，どこのプログラムのサイトにも載っているが，1年目は術前，術後管理を中心にほとんどすべての外科系部門をローテーションすることになる．やはり一番苦労したのは英語で，最初の当直の夜，病棟から呼び出された際に，電話ではよく聞き取れなかったために，何度も病棟に足を運び，確認したのを今でも覚えている．

　2年目のローテーションのメインは外傷，熱傷，集中治療，胸部外科などで，1年間のほとんどを ICU で過ごした．現在は 80 時間ルールのためか，夜だけ働くローテーション（Night float）を持つプログラムが多い．

　レジデントは1年に計3週間前後の休暇が与えられていて，2年目の夏に，家族でラスベガスでの休暇を楽しんだ．日々の忙しさと，特に Trauma Center/County Hospital での殺伐とした人間関係や，機械のようにペーパーワークをこなしていく毎日に，疲れ気味だった私のよい気分転換になった．

高いその離職率

　当たり前のことだが，どんなに優秀なレジデントであろうとどこかに空きスポットが出ないかぎり，レジデンシー途中で Categorical position を獲得することは不可能である．

　スポットが空く可能性としては2つあり，1つ目は単純に Categorical resident のうちの誰かが辞めることである．外科レジデンシーの離職率

(Attrition rate）は80時間ルールが始まった後でも変わらず，依然として20％前後と高い．（Ann. Surg. Oncol 2010, 17: 364-370）

多くの場合，レジデンシー開始1年後に辞めるケースが多く，（麻酔科等の1年間だけの外科もしくは内科のPreliminary yearを必要とする科に移動することが多い）そういった場合にポジションが公募される．

もう1つの可能性は，大学系のプログラムでしばしば見られる．というのは，将来，フェローシップに出願しようと思っている大学系プログラムのレジデントの中には，研修2年目を終えた後，臨床から離れ，1－2年，基礎もしくは臨床研究をするというパターンが多い．その年にもよるが，研究から戻ってくる者の数のほうが，研究に進んだ者の数より少なかった場合には，3年目のCategorical positionに欠員が生じるというわけである．

どちらの場合でも，採用に有利な条件はABSITE（American Board of Surgery In-Training Examination；アメリカ外科学会研修試験）で良い成績を得ていることである．これは毎年1月に行われる全米で一斉に実施される外科の筆記試験のことであり，1，2年目（Junior level）の試験は67％基礎問題，33％臨床問題からなり，3－5年目（Senior level）の試験は25％基礎問題，75％臨床問題から構成されている．

この試験の結果は外科専門医試験の結果と相関するため，プログラムもよい成績のレジデントを採ろうとすることは容易に想像できる．よい結果を出せば出すほど有利だということになる．

その他としては，（Categorical positionを得ることにかぎらないが）強い推薦状（特にプログラムディレクターから）をもらうことである．レジデントは各ローテーション修了時に評価されるが，私はどのローテーションでも全力を尽くし，できるだけ良い評価を得ることを心がけた．

通常，Non-designated preliminary positionは1年契約が多いが，ワシントン大学では2年契約となっている．私が3年目に進む際，ワシントン大学外科では欠員が出なかったため，他のプログラムを探すことになった．APDS（Association of Program Directors in Surgery）[*]などのサイト

に欠員情報が載るが，学会などでプログラムディレクター同士が会った際に，口頭でそういった情報が伝わることもあり，大学系のプログラムにいると有利な場合がある．

＊ http://www.apds.org/

　幸いにもいくつかのプログラムからインタビューに呼んでいただき，そのうちの1つであるウィスコンシン大学（University of Wisconsin）外科のCategorical positionを得ることができた．
　アメリカの医学部卒業生でもPreliminary positionにいた者が多かったという事実にもかかわらず，IMGの私が望んでいた大学系プログラムのCategorical positionを獲得することができたのは，プログラムディレクターを含むワシントン大学の先生がたのみならず，研究留学の際の指導医だったミシガン大学のDr. Alfred Changなど，たくさんの人々の助けがあったことは言うまでもない．
　Preliminary positionでは研修修了の保証がなく，精神的にも不安で，ストレスの多い毎日が続いていたので，Categorical positionを得た時の喜びは，本当に言葉では言い表せないものがあった．
　ワシントン大学外科には毎年5人のPreliminary residentがいるが，私の年は，同期も含め3人が，他の年でも3－4人がCategorical positionを獲得している．Categorical positionを得ることは決して不可能なことではないことがわかる．

"See one, do one, teach one" の徹底指導

　ウィスコンシン大学はイリノイ州シカゴから車で2時間程の，湖に囲まれた小都市，マディソンにある．大学はビタミンAやBの発見，ワーファリン，臓器保存溶液（UW solution）の開発をしたことで知られており，大学病院も毎年発表される US News & World Report の America's Best Hospitals で上位にランキングする，研究，臨床両面で高い功績を上げる

全米有数の医療機関である．

外科プログラムは UW solution の開発により移植外科が有名であったが，Dr. Layton Rikkers が Chairman になってからは腫瘍外科，肝胆膵の症例が飛躍的に増えた．

3年目— MIS トレーニングの強化—

このプログラムに移り，レジデント3年目の1年間で250例近くの症例を執刀医として経験することができ，3年目を終えた時点ですでに卒業までに必要な総症例数 500 に迫った．

これには色々な理由があると思われるが，3年目で基本的手術手技を習得させるというプログラムの方針があっただけでなく，臨床フェローが比較的少ないこと，血管外科フェローが，血管内治療（Endovascular surgery）の症例を好んだため，多くの観血的手術を経験できたからであったと思われる．

腫瘍外科でも血管外科的手技を必要とする場合（膵頭十二指腸切除，悪性軟部腫瘍における腫瘍・血管合併切除・再建など）があり，後に血管外科のローテーションで学んだ手技は非常に役立った．

MIS に関しては特に教育が強化されており，クリニカル・シュミレーションラボにて，腹腔鏡下手術トレーニング用シュミレータ・腹腔鏡カメラとモニターを備えたトレーニングボックス及び年2回の豚を用いたトレーニングを積みながら，多くの症例を経験する．

腹腔鏡のみならず，内視鏡も習得するべき重要な手技のひとつで，その傾向は Natural orifice transluminal endoscopic surgery（NOTES）の出現により，さらに高まった．実際に執刀することはなかったが，泌尿器科で主に施行されている da Vinci を用いたロボット手術（Computer aided surgery）のトレーニングに幾度か参加する機会もあった．

4年目，5年目—リーダーシップの発揮—

4年目は手術を執刀することに加えて，いくつかのローテーション（小

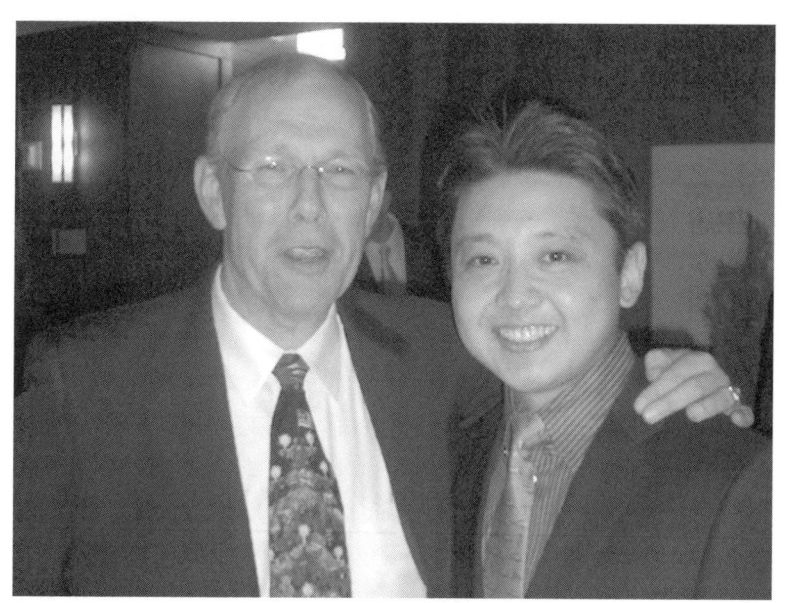

▲ University of Wisconsin の Layton Rikkers 教授と筆者

児外科，外傷外科，Night float）にてチーフレジデントとして役割を果たすことが求められる．これは次に述べるように，指導医にチームの指揮を任せられ責任が重くなることを意味する．

　特に Night float ローテーションでは指導医が在宅オンコールとなるため，緊急手術を要する外傷症例において指導医が到着するまでの間，Trauma bay（救急蘇生室）から手術室までリーダーシップをとって医学生，ジュニアレジデントを指揮していく．

　医療訴訟が多いために，レジデントが自律して行うことのできる医療行為は昔よりも減っているようだが，"See one, do one, teach one" は医学教育の現場では今でも強く根付いている．

　5年目はすべてのローテーションにてチーフレジデントとなり，多くの症例を執刀医として，また時には2－3年目のジュニアレジデントを教える立場として手術し，チームをまとめ，術前・術中・術後の管理と，ジュニアレジデントと医学生の教育を任せられる．チーフとしての仕事振りは，

腫瘍外科フェローシップを終えた今◉chapter 4　　69

Morbidity and mortality conference（死亡合併症例検討会；以下，M&M）や，年2回の指導者（Mentor）との面談で厳しく評価される．

　このプログラムにいて幸運だったのは，胸部外科と血管外科を除いてフェローがいなかったため，腹腔鏡の症例（鼠径，腹壁瘢痕，食道裂孔ヘルニア修復術，噴門形成術，結腸切除術，低位前方切除術）や肝胆膵などの腫瘍外科症例を数多く経験できたことだった．

Surgical ethics の学び

　この年は手術以外にも，指導医となった時に役立つと思われることを多く学んだ．そのうちの1つが倫理（Ethics）に関する知見で，例えば，守秘義務（Confidentiality），終末期（End-of-life issue）などの問題に絡んだジレンマやその解決方法などを具体的な症例から学んでいこうというものである．Surgical ethics に関する問題は，外科専門医の筆記試験だけでなく口頭試問でも必ず出題される．

　もう1つは，その当時，ウィスコンシン大学外科のChairmanであったDr. Layton Rikkersが企画したリーダーシップセミナーであった．Dr. Rikkers は American Board of Surgery を含む多くの学会，組織で President を務め，卓越した指導力と大らかな性格で，レジデント，医学生のみならず多くの Faculty を惹きつけ，ウィスコンシン大学外科を全米でも有数のプログラムにし，多くの次世代のリーダーを育てた素晴らしい指導者である．

　セミナーでは医療のみならず，様々な分野からゲストスピーカーを招き，実際にあった事例を挙げてリーダーとしてどのように対処するべきか，皆で議論を交わした．彼がリーダーシップについて執筆した文献はいくつかあり，機会があれば是非一読されることをお勧めする．(*Surgery* 2004;136（4）:717-24)

2つのプログラムの違いとは

　研修の内容は，病院のある場所やプログラム（大学病院，または一般市

中病院）などによって多少異なると思われる．例えばシアトルのワシントン大学病院は，レジデントのローテーションの一環として，ハーバービュー・メディカル・センター（Harborview Medical Center）という5州（ワシントン，ワイオミング，モンタナ，アイダホ，アラスカ）の中で唯一の"レベル1"外傷病院を系列に持っており，必然的に外傷・熱傷，集中治療の症例が多く，緊急手術も多い．将来それらのフェローシップに進もうと思う者には有利といえる．

　一方，ウィスコンシン大学病院は，マディソンという，州都だが，比較的小都市にあり，上に挙げたような症例はやや少なく，その一方で腫瘍外科などの予定手術が非常に多く，その後，私がフェローシップを選ぶ際に大きな影響を受けることになった．

　大学系のプログラムでは，大学病院のみの研修にとどまらず，異なる環境である在郷軍人病院（Veterans affairs hospital；VA），一般市中病院，小児病院などで多種多様な症例を経験でき，毎日のように行われているカンファレンスの場で発表する経験も得られる．

　ウィスコンシン大学外科では，臓器疾患別のカンファレンス（乳腺，上部消化管および肝胆膵，下部消化管，移植，血管，胸部外科）の他に，M&M，Indications conference（手術適応を検討する），Surgical grand round（国内外から著名な医師を招いたり4，5年目のレジデントがテーマを見つけて45〜50分発表する），Evidence based medicine/Journal club，Professor's hour（実際にあったまれなもしくは教育的な症例を診断・治療していく）などが1週間の中に組み込まれている．

　Indications conferenceでは指導医が1週間に施行されたすべての手術が印刷されたリストを見ながら，なぜその手術法を選択し，施行したのかをレジデント（執刀者）に質問し，レジデントはそれに対して科学的根拠，データをもって手術適応を説明できなければならない．外科医は単なる技術者（Technician）ではなく，常に様々な可能性を考え，適切な手術適応が判断できなくてはならないことを徹底的に学ばされた．

　レジデント修了時までに行う手術数は，どこのプログラムでも最低500

例は保証されているが，多いプログラムになると1200例以上の場合もある．具体的にどれくらいの症例を5年間で経験するかはウィスコンシン大学外科のサイト[*]を参考にしてほしい．大病院のプログラムのほうが症例数が多いかというと，必ずしもそうではない．例えばそのプログラムにフェロー（MIS, Colorectal, Surgical oncology/HPB fellow）が多くいる場合は（腹腔鏡や肝胆膵などの）手術をする機会が少なくなってしまう．

 [*] http://www.surgery.wisc.edu/

 やや情報は古いかもしれないが，下記の"So, You Want to Be a Surgeon."[*]サイトにはいくつかのプログラムを選ぶ際の有益な情報が載っている．また，将来フェローシップに進むことを考えている場合は各プログラムのサイトで過去のレジデントがどのようなフェローシップに進んだか調べてみるとよい．

 [*] http://www.facs.org/residencysearch/

腫瘍外科フェローシップに出願

 レジデント卒業後何らかのフェローシップに進み，専門化した外科医になろうという傾向は年々高まり，現在は70%以上のレジデントが何らかのフェローシップに進んでいる（*Annals of Surgery*: 2004;240: 565–572）．

 フェローシップにはCardiothoracic surgery（2－3年間），Vascular surgery, Surgical oncology, Pediatric surgery, Plastic surgery（2年間），HPB（Hepato-pancreato-biliary）surgery（1－2年），Surgical critical care/Trauma, MIS, Colorectal surgery, Breast surgery, Endocrine surgery, Hand surgery（1年間）など，数多く存在する．

 フェローシップに，一般外科のトレーニング期間（最低5年）を合わせると非常に長くなるため，現在ではCardiothoracic, Vascular, Plastic surgeryなどでは，あらかじめそのフェローシップに進むことを希望しているレジデントのために，外科レジデンシーとフェローシップが組み合わ

さった5－6年間のプログラム（Integrated program）が存在する．外科レジデンシーと異なり，出願する時期や統括する機関も各フェローシップにより異なっている．

必要な研究の経歴

　癌免疫の研究をしていたことや，肝胆膵，軟部腫瘍に興味があったため，レジデンシー卒業後は腫瘍外科（Surgical oncology）のフェローシップに出願した．現在，アメリカ，カナダにSSO（Society of Surgical Oncology）の認定した19の腫瘍外科のフェローシッププログラムがある．
　現在は肝胆膵外科フェローシップが同じマッチングに参加しており，その結果は10月始めのACS（American College of Surgeons）meeting直後にSSOのサイト[*]に発表される．私の出願した年には，45のポジションに対して約80人が出願したそうだ．現在もこのような傾向は続いていると思われる．
　＊http://www.surgonc.org

　アメリカもしくはカナダで外科レジデントを行わずして腫瘍外科フェローシップにマッチすることは困難であり，また，マッチした者のほとんどは1－2年の基礎もしくは臨床研究の経歴を持ち，5本以上の論文を書いていることもまれではない．私は3年目の半ばから腫瘍外科フェローシップに出願することを意識し，臨床研究を始め，学会発表し，最終的に何本かの論文を出版することができた．フェローシップにもよるが準備は早く始めるに越したことはない．
　いくつかのプログラム（City of Hope, John Wayne, Dana-Farber）ではアメリカ籍もしくはグリーンカードを持っていることを条件に掲げている．これは多くのプログラムで何らかのFundingにサポートされた6－12カ月間の研究が課せられており，アメリカ国籍もしくはグリーンカードなくしては研究資金が得られないからかもしれない．残念ながら，上記以外の施設でも，面接の際にJ-1ビザでは選考の際に不利になると直接言

われたこともあった．

歴史あるローズウェルパーク癌センター

　私はマッチングの結果，ニューヨーク州バッファローにあるローズウェルパーク癌センターで働くこととなった．ローズウェルパーク癌センターは，アメリカで代表的な21の癌センターにて結成されたNCCN (National Comprehensive Cancer Network) に属し，その中でも1898年に創設された，最も古い歴史を持つアメリカで最初の包括的癌研究治療センターである．

　フェローシップでは2年間で胸部外科，上部・下部消化器外科，肝胆膵外科，乳腺外科，皮膚，軟部腫瘍，放射線治療，腫瘍内科，病理をローテーションし，5カ月間の選択ローテーションが認められている．トレーニングは手術手技のみならず，診断，治療の背景にある科学的根拠，データに精通することが求められている．

　選択ローテーションでは胃癌の手術を見学するため，ソウル国立大学病院（Seoul National University Cancer Research Institute）もしくは癌研有明病院にて1カ月の海外研修が可能である．日本，韓国と比べると胃癌はアメリカではまれな疾患で，進行癌として発見されることが多いため，アジアで多く行われている腹腔鏡下胃切除の適応となる症例はGIST (Gastrointestinal stromal tumor) を除いて，少ないと思われる．

　私は癌研有明病院で1カ月間研修させていただき，研修医以来，久しぶりに多くの胃癌の手術を見ることができた．当然だが，胃癌，大腸癌の手術をするだけならばアメリカで研修する意味はなく，腫瘍外科のフェローシップをする意義はまったくない．

　このフェローシップで私にとって非常に有意義であったのは，レジデンシーの間にはあまり見る機会がなかった，軟部腫瘍の診断，治療や再発皮膚黒色腫・扁平上皮癌に対する分離式肢温熱灌流（Hyperthermic isolated limb perfusion/infusion）を学んだことであった．

　軟部腫瘍はまれだが，骨や歯以外ではどこにでも発生する可能性があり，

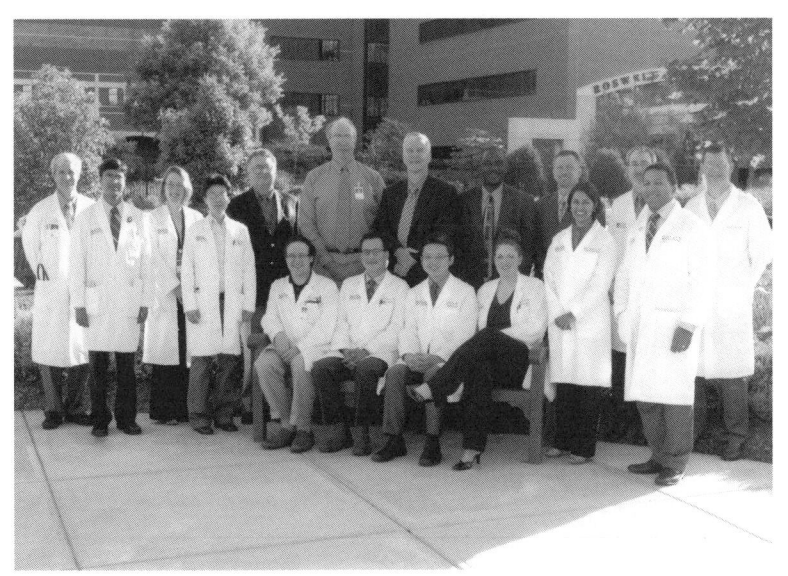

▲ Roswell Park Cancer Institute にてフェローシップ卒業時に指導医やフェローたちと（筆者ベンチ右から2番目）

その手術には高い解剖学的知識が要求される．組織学的にも多様でその種類は良性と悪性を合わせると100以上あり，時に診断を困難なものとしている．

基礎研究の継続，発展へ

各臓器ごとに内科，外科，放射線治療，病理，放射線科が集まるカンファレンス（Multi-disciplinary conference）では，科学的根拠，データに基づき，患者さんの治療を決定していく．論文抄読会では疾患別に，最新の論文よりもむしろ，診断，治療のガイドラインを決定するもとになった論文を中心に議論した．一昨年から全フェローシップ施設で多地点テレビ会議システムを用いて症例提示の後，診断，治療を検討する合同カンファレンスを定期的に実施している．

選択ローテーションをどう過ごすかは，フェローに一任されているが，Head and neck, Urologic oncology, Gynecological oncology などの他の

臨床系ローテーションを選択することもできるし，研究期間に当てることもできる．私は幸運にもミシガン大学で共に研究をした Dr. Joe Skitzki と再会することとなり，彼が属していた研究室でウィスコンシン大学レジデントの時に始めた基礎研究を継続，発展させることができた．

フェローシップの間の4カ月を研究に当て，その後は週末を利用したり，研究室の仲間に助けられ，何とか結果を出すことができた．これらの成果は学会で発表することができ，New Investigator Award などの賞をいただく幸運にも恵まれた．

フェローシップは忙しいので，ほとんどのフェローは臨床研究をすることが多いが，条件がそろえば基礎研究も不可能ではない．もしチャンスがあるならば，これらの研究成果を活かし，臨床に応用できればと思っている．

アメリカに留まる意味

最善を尽くすことを目標に

医師になってから，どんな環境にあっても最善を尽くして働くことを自分の目標にしてきた．トレーニングを終えた現在，それがアメリカであろうが日本であろうがどこで働こうと，これまで得た経験，知識を基に診療，教育に携わって行きたいと思う気持ちに変わりはない．むしろ，アメリカで学んだことを，いつかは日本に戻り還元するべきだとも思っている．

しかしながら，指導医として学ぶことも多いであろうということ，続けている基礎研究のことなどを考えると，もうしばらく研究と臨床を両立できる環境が整っているアメリカで働きたいという気持ちは大きく，アメリカに残り，診療，教育，研究のバランスの取れた外科医になることが現在の目標である．

【留学先の情報】

Karen D. Horvath, MD, FACS
Residency Program Director
Gina Coluccio
Coordinator
University of Washington
Department of Surgery
Box 356410
Seattle, WA 98195-6410
Tel: + 1-206-543-2241
Fax: + 1-206-543-8136
URL ● http://depts.washington.edu/surgery/

Eugene F. Foley, MD, FACS
Residency Program Director
Robert McDonald, PhD
Coordinator
University of Wisconsin
Department of Surgery
600 Highland Ave.
BX7375 Clinical Science Center-H 4
Madison, WI 53792-3284
Tel: + 1-608-263-9792
URL ● http://www.surgery.wisc.edu/

Stephen B. Edge, MD
Fellowship Program Director
Bernardine Mudreski
Coordinator
Department of Surgical Oncology
Roswell Park Cancer Institute
Elm and Carlton Streets
Buffalo, NY 14263
Tel: + 1-716-845-5738
Fax: + 1-716-845-3828
URL ● http://www.roswellpark.org/

サドンデスの決意のもと

　私が当初，アメリカで外科レジデントになることを志した際は，多くの人からそれは不可能だと言われたり，さらには外科以外の科を勧められたりもした．実際，私の英語力，ビザの問題などを考慮すると，その可能性は非常に低いことは自覚していた．しかしながら，私の目標は，あくまで外科医になることであり，それ以外の目的のために，アメリカに研究をしながら残るつもりも他科に出願するつもりもまったくなかった．

　当然，私の志した目標には多くの犠牲が伴うため，常に短期・長期の目標を立て，妻とよく話し合った．その結果，外科研修を滞りなく修了するためのいかなるステップにおいても（CSAに合格すること，1年目のポジション，Categorical position，卒業後フェローシップを獲得するということ等），うまくいかなかった場合，きっぱりと諦めて日本に帰国するという「サドンデス」で臨むことを決めた．この決意はフェローシップを終えた今でもまったく変わっていない．

　振り返ってみれば，これまでの過程は決して一筋縄ではいかなかったし，これからもそうだろう．先の見えない道を進むことほど不安なことはない．そんな中にあっても，いつも傍で私を支えてくれる妻や，日本から温かく励まし，応援してくれる家族や友人，そして，日本とアメリカで私が関わった多くの大切な人々に助けられ，ここまで歩んでこれたのだと実感している．この場を借りて，改めて心から感謝の気持ちを捧げたいと思う．

　そして，アメリカ臨床外科研修を目指す医学生や若い医師たちに，私の経験が少しでも役に立てばと願っている．

chapter 5

理想の内視鏡外科トレーニングを求めて

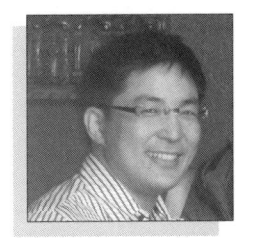

ベイラー医科大学
内視鏡外科
北濵誠一

July 2009-June 2010
Fellow
Laparoscopic Fellowship in Bariatric Surgery
and other Advanced Laparoscopic Surgery
Legacy Health System

July2010-June 2011
Fellow
Michael E. DeBakey Department of Surgery
Minimally Invasive Surgery
Fellowship Program
Baylor College of Medicine

❖要旨❖

　2年間の初期研修修了後，外科後期研修の4年間で，550件の開腹手術と150件の腹腔鏡手術を執刀する機会を得た．消化管外科を専門としたいと考え，難易度の高い腹腔鏡手術を短期間に数多く経験できる施設を求めた．そんな折，アメリカの内視鏡外科フェローシップについて知る機会があった．アメリカ西海岸，オレゴン州ポートランドにある市中病院で，フェローとして1年間の肥満外科手術トレーニングを終え，現在は癌の手術も含めた総合的な内視鏡外科プログラムに所属している．

内視鏡外科フェローシップの成り立ち

アメリカでは1997年より内視鏡外科フェローシップが存在したが，今より数もはるかに少なく，マッチングシステムも存在しなかった．質の高いプログラムに対して外科医が公正かつ平等に応募できるようにと，2003年に主に消化管内視鏡外科のProgram Directorが集まり，Fellowship Council*（以下，FC）が組織された．

＊ http://www.fellowshipcouncil.org

わずか7年の間にFCを通して行われるマッチングのプログラム総数は127と外科系のフェローシップの中では最大の組織となっている．このうち100余りが内視鏡外科のプログラムで，残りは内視鏡（上下部消化管内視鏡およびERCP），や肝胆膵などのフェローシップである．

各分野を代表する4つの学会と協力してカリキュラムが作成され，プログラムの評価が行われている．またFCでは，プログラム管理の一貫としてフェローに経験症例をすべてオンラインで報告することを義務づけており，プログラム紹介のページを見ると前年度の分野別症例数（執刀医と第一助手の合計）をグラフで見ることができる．参考までに私のレガシー・ヘルス・システム（Legacy Health System）における1年間の経験症例数を示す（表1）．

2分野にまたがる場合は，重複して数えてあるので，総手術件数は340件．開腹移行の2例（副腎摘出術および，胃バイパス術後腸重積）を除いては，すべて鏡視下であった．

2009年度は，内視鏡外科プログラム総数が108，そのうちMinimally Invasive Surgery（MIS；ここではBariatricを除く腹腔鏡下手術の総称）が36，Bariatricは13，両者を並行して行うものが59であった．

表1 レガシーで1年間で経験した症例数

Abdominal wall	23
Appendix	3
Bariatric	257
Colon-rectum	4
Diaphragm	67
Esophagus	11
HPB	18
Jejunum/Ileum	2
Peritoneum/Omentum/Mesentery	28
Solid organ	3
Stomach	3

病的肥満に対する外科治療

　アメリカでは全人口の約3分の1が肥満であると言われており，その中でBody Mass Index（BMI）が40を超える病的肥満の患者さんが500万人以上いると言われている．病的肥満に関連する合併症としては，糖尿病，高血圧，高脂血症，心疾患，睡眠時無呼吸症候群，関節痛，GERD，喘息，うつ病，尿失禁，生理不順などが挙げられる．

　1991年NIH（National Institute of Health）の高度肥満に対する消化管手術コンセンサス会議でBMIが40以上，あるいは35以上で合併症の1つ以上ある肥満の治療に対して外科治療法を推奨することが発表された．開腹での肥満外科手術は50年以上の歴史があり，腹腔鏡下胃バイパス手術も1993年に初めて行われてからすでに17年経過している．

　全米での肥満外科手術件数は現在も増加しており，1992年に1万6000件であったのが2008年には20万件を超えている．主な術式としては腹腔鏡下胃バイパス術，腹腔鏡下胃バンディング，スリーブ胃切除術などがあるが，中でも胃バイパス術は，腹腔鏡下での消化管吻合や腸間膜の縫合を要するため，内視鏡外科手術の中で最も難易度の高い手術の1つと言われている．胃バイパスでは術後1年から1年半の間に過剰体重の50－

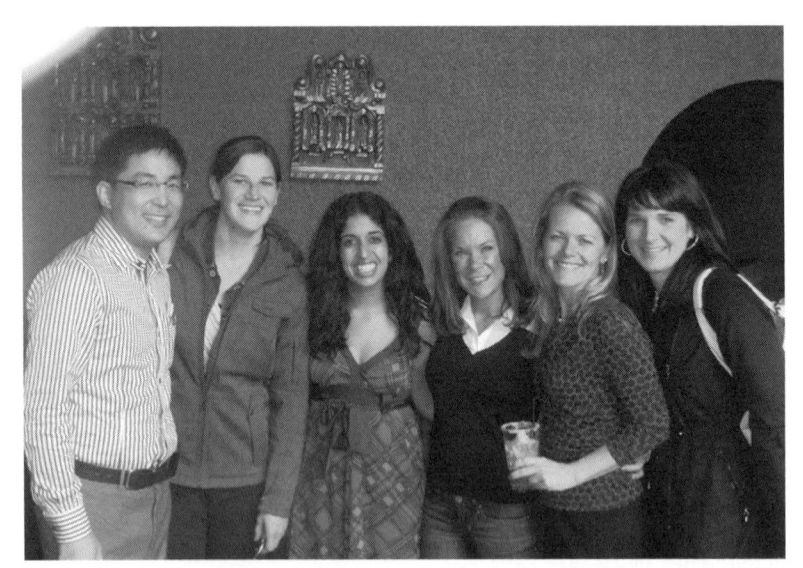

▲卒業記念パーティーにてオフィスの人たちと——右から2人目がプログラムディレクターのDr. Halpin．4人目がco-fellowのKaty

70％，胃バンディングでは術後2年の間に過剰体重の40－60％の体重減少が期待できる．

　日本，韓国，インドなどでは欧米に比べ，肥満に対する糖尿病の合併率が高い．肥満外科手術（特にバイパス）直後に多くの患者さんで2型糖尿病が治癒することを聞いてはいたが，1日100単位以上のインスリンを使用していた患者さんが胃バイパス術後数日でインスリン不要となることを数多く目の当たりにした．近年BMIが35未満の患者さんの糖尿病に対する外科治療法がトピックとなっている．

Bariatric surgery を中心としたプログラム

　主たる研修場所となったレガシー・グッド・サマリタン病院（Legacy Good Samaritan Hospital）はベッド数174床（そのうちICU 28床）手術室22室の急性期民間病院である．1年間のうち11カ月間は2人のBariatric surgeonのもとで病的肥満に対する診療を，残りの1カ月間は

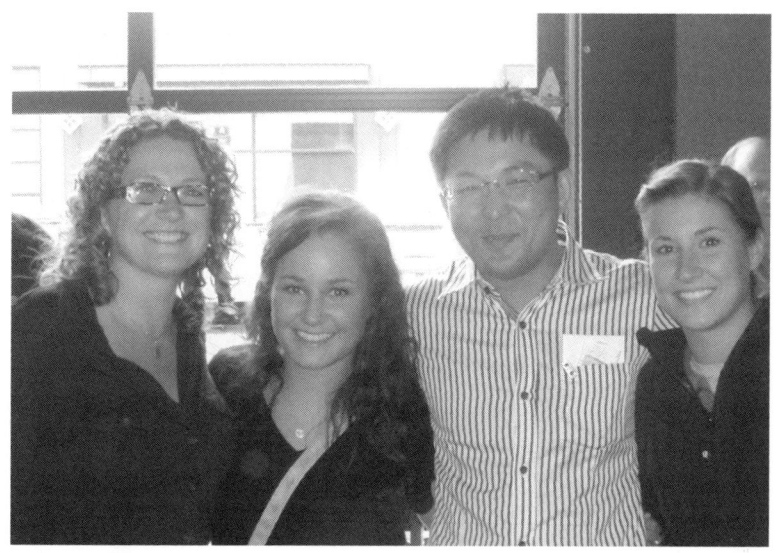

▲同じく卒業記念パーティーにて．一番左が Dr. Patterson

　その他の部門（MIS）を経験した（詳細は後述）．肥満外科のプログラムはアメリカ肥満代謝外科学会（ASMBS）公認の Surgical Review Corporation という評価組織に Center of Excellence という評価を受けている．
　プログラムディレクターの Dr.Halpin はワシントン大学（Washington University）の大学病院で Faculty をしておられた経験もあり，とても教育熱心な先生である．数学科の学位を持っておられるせいか論理的で，いつも説明が明瞭であった．もう1人の上司である Dr.Patterson は，アメリカ北西部での肥満外科手術の第一人者であり，多忙な Private surgeon である．イギリス出身で，現在も週に1度サッカーをされている．
　1年上のフェローの Dr.Smith はニュージーランド出身，同期のフェローである Katy はイラン出身と国際色豊かであった．Dr. Smith は年度途中からその能力を買われ，アメリカでのレジデンシーを経ずしてアテンディングとなったが，統計学にも強く私のリサーチについてよく面倒を見てくれた．

理想の内視鏡外科トレーニングを求めて◉ chapter 5

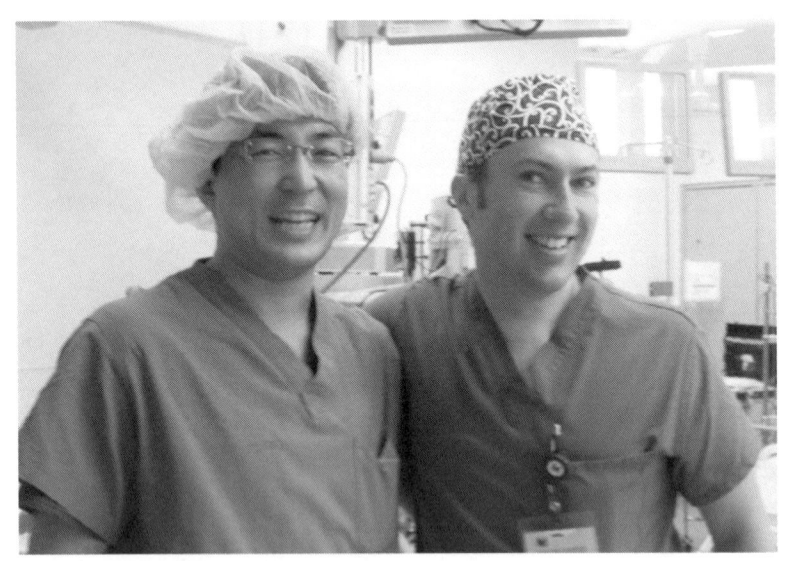

▲良き先輩．私の目標でもある，Dr. Smith

外科臨床トレーニングに必要な英語力

　フェローとなる必要条件として，ECFMG（Educational Commission for Foreign Medical Graduates）certificate の取得（USMLE Step 1, Step 2 CS/CK）がある．Step 3 はレガシーの場合は不要であった．

　Step 1 は大学 6 年の秋から日本の国家試験準備と並行して勉強会を行い，初期研修入職前 1 カ月の休み期間を受験勉強にあて合格した．昔から Step 1 が最難関とされてきたが，現在ではインターネットの普及により，1 と CK はオンラインで良い練習問題が手に入りやすいこと，CS の足切りラインが 2009 年以降厳しくなったことを考慮すると，CS に合格することが肝であると考えられる．

　応募のプロセスでいくつかのプログラムは USMLE の点数をチェックしていたが，レジデントへの応募と違い，通常 USMLE の高得点は必要ない．また，自国で同等の外科研修を終えていることが必要であるが，アメリカでの外科レジデンシーは必ずしも必要ない（プログラムによる）．ビザに

関してもプログラム次第で，私はJ-1とH-1のどちらでもサポートすると言われたが，その時点でStep 3に合格していなかったため，J-1に余儀なくされた．

　フェローに求められる英語力であるが，ひとつの目安として，Step 2 CSへの合格（特に診療後のまとめとして，患者さんへ簡単な説明をする部分は重要），そして面接時に自分のやりたいことを明確にDirectorに訴えることのできるレベルを目指すとよい．

　といっても新聞広告のように，ある日突然急に英語がうまくなるわけでもないので，英語力を補う方法としてBody languageを利用した．これは大げさなジェスチャーという意味でなく，Eye contactに気を払い，とにかく真剣に聞いているということを姿勢や表情で見せる，また，万が一知らないことがあってもそれを顔に出さないで次善の策を考えるといったことである．

　他院の救急医からの搬送要請などの場合には，コンサルトを受ける立場として気負うあまり，相手の言ったことを復唱することにためらいがあった．しばらくして方針を変更し，自分の聞き取れた内容を繰り返し，「外科医である自分にとって必要な情報」がすべて整理されるまで十分に聞きなおすことにしたら，かえって早く終えられるようになった．

　わかったふりをせず，再確認を行えば，臨床上問題が起きることはないと思われる．中には，私が日本人と知り，あえて私の知らない言い回しを使って驚かそうとする陽気な患者さんもおり，患者さんとの会話の中で学んだ表現も多い．

　ポートランドでは，ホームステイで日本人を預かったことがあるという患者さんも時々おられ，概してフレンドリーな雰囲気の中で研修を受けられたのは幸いであった．

外来・手術・ナイトフロート

・Bariatric service

　手術は週に2－4日，外来は週1－2日，病棟患者数は平均して数人であった．手術日は胃バイパスなら1日に3件，胃バンディングなら4件，その後に胆摘，腹壁瘢痕ヘルニア，準緊急手術が追加されることもあった．
　基本的に使用する手術室は1つであるが，朝7時半に入室し，手術終了から次の患者さんの入室までの入れ替え時間が30分程度ということもあり，バイパスを3件行っても3時頃に手術が終わる．1件目は必ずアテンディングが行い，2件目は症例に応じて，3件目はフェローが執刀を行うのが常であった．
　外来では，初診は15分程度かけて1人を診察をし，アテンディングに簡潔なプレゼンテーションをするということを繰り返した．ただし肥満治療の原則として，まず内科的にアプローチをするので，多くの場合すでに内科医が詳しく診察をして基本的な情報はカルテに記載してある．外科医は最終チェックで検査の漏れがないかを確認し，術前説明に専念する．
　そのようなカルテがない場合はテンプレートに沿って自分でカルテを記載することになる．Dr. Halpinは「きちんとした英語を使えるようになることが今後のキャリアに関わってくるから」と，いつも私のタイプしたカルテに目を通し，冠詞の使い方や言い回しについて添削をしてくださった．
　始めはディクテーションや保険関係の書類記入に時間がかかったが，慣れてくると仕事の合間に大部分をこなせるようになり，遅くとも6時頃には終えられるようになった．
　フェローが2人なので，夜間は1週交代でPhone callをとった．7割は電話で対応可能であった．嘔吐や腹痛の場合にはERに来てもらい，自分で診察をした．第3週目に初めて拘束を任された時には緊張したが，最終判断はアテンディングが行うので，訴訟の面からは安心と言えた．
　Bariatric surgery特有の合併症（内ヘルニアや栄養障害，Gastric banding関連合併症）が把握できるまでは，英語の聞き取りに苦労した．それ

でも半年もするうちにパターンは掴めた．手術件数が多いこともあり，一通りの合併症への対処法は経験した．

　レガシーのプログラムではフェローと言っても直属のレジデントがいなかったので，書類仕事やFirst callはすべて自分に来る．それはそれで，医療文化を理解する上で役立った．ベイラー医科大学（Baylor College of Medicine）のプログラムでは，フェローはレジデントや医学生の教育に関わり下に教える立場であるので，下働きが減るかわりに，一層英語での説明力が求められる．例えば，1カ月目にしてレジデント向けの1時間の講義をする機会があった．

　私の場合は幸いこのような順序でトレーニングを開始することができた．このように同じフェローシップとは言っても，教育の義務があるかないかなど内容は様々である．中にはアテンディングとして当直をこなすことを求められるプログラムもあり，選択の際には注意が必要である．

　学会発表はビデオとポスターを1回ずつ，また国際学会での2回の口演を経験した．ジャーナルクラブはBariatricおよびMIS serviceで各々月1回行われた．Dr. Smithより肥満外科学会のカリキュラムに沿ったテーマを与えられ，統計学的に優れた4つの論文を探し出し，Katyと2人で分担して発表した．統計の苦手な私には，この選ぶ過程というのが非常に新鮮であり，学ぶ動機になった．MISのほうでは，胃癌，大腸癌，肝臓癌などの分野で日本からの論文も数多く取り上げられており，日本で教育を受けた外科医として誇らしく思った．

　企業の主催するフェロー向けのコース（通称Laparoscopic camp：数日間におよび合宿のようなもので，朝から晩まで内視鏡外科医による講義がある．トピックは様々で，外科手術に関するものから，アテンディングになる際についての心構え，裁判になった場合の注意点や，年金の運用のことまで）にも参加した．中には全国から80人ものフェローが参加する大規模なものもあり，ここでもまた多くの友人ができた．

・MIS service

　2月にはFCの立ち上げに関わったDr. Lee Swanströmのもとで1カ月間のローテーションをし，Nissen手術やBiological meshを用いてのParaesophageal hernia repair，Gastroparesisに対する腹腔鏡下胃ペースメーカー留置，副腎摘出など，件数こそ少ないものの様々な手術を経験することができた．

　彼はアメリカで初めて経胃的に胆嚢を摘出したことで有名である．常時新しい手術器具の開発や先端的な研究に関わっており，Animal Labにも多く参加させてもらうことができた．1年のうち半年を世界中で講演や手術デモに費やしている多忙な先生であるが，日々のオンコールの上に，忙しい地方病院での月1回3泊4日の当直を，レジデント時代から20年以上続けている．地域医療にも貢献されているのが素晴らしいと思った．

BMI60を超える高度肥満例も経験

　当初3カ月間は第一助手のみであった．慣れないうちは，腹壁が厚いのでトロッカーをまっすぐ挿入するのも大変であった．また，第二助手がいないので，第一助手が片手で斜視鏡を扱う．鉗子の操作に気をとられると，カメラが次の展開に出遅れる．即座に「Anticipation（先読みができていない）!!」と一喝される．また，肥満手術用の長い鉗子で助手が術野を展開する時に，完全に静止し続けるのは意外に難しい．腹腔内脂肪の多い困難例で，長時間うまく視野を保てるようになったのは収穫だった．

　4カ月目から，胃バイパス時の空腸側側吻合（Jejuno-jejunostomy）の手縫いの部分をやらせてもらえるようになった．胃空腸吻合はCircular staplerを用いた器械吻合である．胃バイパス術を，腸間膜閉鎖以外の部分を通して執刀させてもらえるのには，さらに2カ月かかった．狭いスペースで無駄のないNeedle/String controlを要求される腸間膜閉鎖の連続縫合については，1年の終わり頃ようやくやらせてもらえるようにもなった．

Revision（再手術），BMIが60を超える困難例も多かったが，これらに関して執刀する機会は数えるほどであった．ただこのような困難例では第一助手であっても高度な集中力が要求された．

　選べるものでもないが，もし1年で日本に帰ると決まっているなら，1人の指導医に1年間同じやり方を学ぶほうが効率的かも知れない．私の場合は，2人の指導医の違ったやり方を比較しながら学ぶことで，腹腔鏡外科手術の基本原理的なことについても振り返る機会が与えられた．

　Surgical technician（手術助手）のFrank，肥満外科専属麻酔科医のDr. Takla は，いつもジョークを交えながら私の手術を応援してくれた．3000件以上の肥満手術を補助した経験のあるFrankと手術に入ると，手術器具や針糸を完璧に準備しておいてくれるだけでなく，少し手間取っている時など，間髪入れずに（指導医のストレスを緩和するように）世間話をしてくれる．

　そのおかげでスムーズに手術が進行し，途中交代せずにすんだことも少なくない．また，BMIが70を超えるようなストレスの高い症例では，熟練者の一言にふと気づかされることも多く，彼の存在が手術のSafety netの役割を果たしていた．

短期的・長期的目標をもって臨む

　京都大学を卒業後，亀田総合病院に入職し，6年間の外科研修を修了した．「開腹手術と内視鏡手術を並行して教育することで相乗効果を得，若いうちに術者を経験させる」という加納宣康部長の方針のもと，後期研修の4年間で550件の開腹手術と150件の腹腔鏡手術を執刀する機会が与えられた．

　海外も含め学会発表も多く参加することができ，上級医と腹腔鏡手術ビデオを見て日々の手術に備えた．緊急の手術も多く，当直でなくても体が空いていれば好きなだけ見学を許された．また，初診からフォローアップまで一貫して患者さんを見る機会が多いという点は，日本の外科教育の優

表2　留学を視野に掲げた長期的・短期的目標

長期的目標
－日本で頻度の低い疾患を経験し，一般外科医としての知見を広める －外科トレーニングシステム改善のためのヒントを得る －統計学的に優れた研究の方法論を学ぶ －英語の瞬発力を鍛える
短期的目標
手術を短期間に数多く経験し，1年でも早く上達したい（Hands-on training） －内視鏡手術のバラエティを経験したい －いろいろな友人を作りたい －人種のるつぼと言われるアメリカで自分の価値観を試したい －論文で得た知識と臨床で得た経験をもとに議論してみたい

れている点であると思う．

　逆に，分厚い教科書を隅々まで読んで生理学的な知識のもとに議論したり，統計学をふまえて論文を読むようなトレーニングは通常個人の努力に任されるので，個人的にはこのような弱点を克服し，議論に加わってみたいと考えていた．5年目に入り，消化管外科を専門としたいと考えるようになり，国内の施設へ見学に行ったが，卒後年数7年目で腹腔鏡手術執刀を多く経験できる施設は見つけられなかった．

　加納部長の古くからの知り合いのDr. HunterがChairmanをやっていると聞き，6年目の秋にオレゴン健康科学大学（Oregon Health & Science University；OHSU）の内視鏡外科フェローシップを見学した．日本人にとっては目新しい疾患もあり件数も多く，研究もさかんに行っており，次のステップとして理想のトレーニングであると当時の私に感じられたことが，決定打となった．

米軍病院で臨床英語に慣れる

　フェローをするのに英語で診察ができないと困るが，1000時間単位で臨床英語をやるのが最短距離と考え，横須賀米国海軍病院を受験した．面接の時に4割しか聞き取れていなかった英語も，1年を経過して（一対一の会話であれば）9割方聞き取れるようになったと感じた．

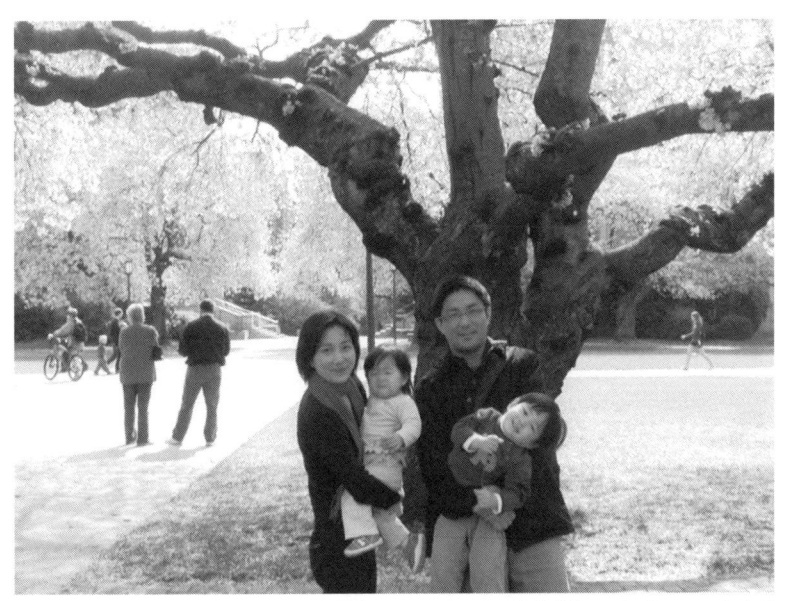

▲シアトル小旅行——高校時代の先輩を訪ねてシアトルまで家族旅行．雨の多いシアトルだが，晴天に恵まれた

　3つの試験に合格し（Step 2 CK/CS, Step 3），推薦状を書いていただき，渡米してフェローシップの面接を行うということは，通常日本の病院に外科医として勤務しながらでは厳しいと思うので，私にとってよい選択であった．

スクランブルにチャンスを求めて

　ECFMG certificate が得られるという見込みが立てば，FC を通して応募をすることになる．応募期間は現時点では6月1日から9月1日までであり，9月から10月にかけて面接が行われる．オンラインで履歴書，写真，自己紹介状（Personal statement）などを登録し，推薦状は推薦者からFC 宛に直接送付してもらうことになる．

　レジデントの応募と比べると，細かい規定が少なくずいぶん楽である．2008 年度は 40 のプログラムに応募し，3カ所から招待を受けた．面接

【留学先の情報】

Valerie Halpin, MD
Program Director
Legacy Good Samaritan Hospital
1040 NW 22nd Ave, Suite #520
Portland, OR, USA
Tel: +1-503-467-6892
Fax: +1-503-413-8241
URL ● http://www.legacyhealth.org/weight

時に他の受験者から，フェローシップにもスクランブルがあるという情報を得た．そこでマッチングの日の前後に休みをとりロサンゼルスに滞在し，いつでも面接に行けるよう準備をした．

　競争率は例年1.1倍程度と高くないが，外国人のマッチ率は当然アメリカ人（約9割）に比べると低く例年5－6割（2009年度は12％）．しかしスクランブルであれば自分にもチャンスがあると考えた．

　Step 2 CSの受験前でECFMG certificateがないことから，この年アメリカのプログラムへのマッチングの参加はできなかった（もしもマッチした後にCSに不合格であると，契約違反となりその後FCを通しての応募ができなくなる恐れがあったからである．カナダのプログラムへは応募したが，スケジュールの都合上面接をテレビ電話で行ったためかマッチしなかった）．無論スクランブルの場合にもCertificateがあったほうが有利なのだが，向こうも欠員にはしたくないはずなので，そこは交渉次第であると思い，ほぼすべての欠員募集プログラムにE-mailを出したところ，マッチングの翌日には3カ所から（後日を含めると6カ所）から返事をいただいた．Thanks givingの前日にもかかわらず，明日にでも来てよいと言ってくれたDr.Halpinのプログラムへ真っ先に飛ぶことにした．

　朝にメールをもらいその日に飛行機の予約を変更し，ホテルを押さえ，同時に他のプログラムの内容を調べ，返事をするなど，かなりの判断力が

要求された．この日は，科は違うといえ，フェローシップのマッチングを2回経験している，大学時代の同級生である森雅紀先生（現バーモント大学血液腫瘍内科）に電話で詳細なアドバイスをいただいた．その後バージニアにあるプログラムにも面接に行ったが，Step 2 CS の結果が出る前にもかかわらずポジションをオファーしてくれた Dr. Halpin のプログラムに決定した．

　私の場合は内視鏡外科に関することなら何でもやってみたいという気持ちから，MIS のプログラムを希望していた．そして MIS と Bariatric のプログラムの両方に応募し，結果的に Bariatric をメインに経験することになった．技術的なトレーニング（消化管吻合や腸間膜の閉鎖などは，他の消化管手術にも応用が効く）面は言うまでもなく，近年この分野が急速に成長していること，そして真摯に減量に取り組む患者さんたちとの出会いもあり，研修は非常に充実したものとなった．

＊　　＊　　＊

　ECFMG certificate を取得し，スクランブルに応募することができれば，面接に呼んでもらえる可能性は高い．

　現在ベイラー医科大学での研修を開始したばかりであるが，短期目標として，より困難な肥満代謝外科手術の習得，そしてレジデント向けの講義など，自覚をもって教育に参加していきたいと考えている．長期的には上部消化管外科の診療にあたり，外科教育の分野に寄与することを目指している．

　謝辞

　　留学するにあたりいろいろな場面で本当に数多くの先生がたにお世話になってきたが，外科医としての技術，心構えを身を以て教えてくださった亀田総合病院主任外科部長・加納宣康先生にお礼を申し上げたい．

特別寄稿

General surgeon (Generalist) であることの喜び, 誇りそしてビジョン

ハワイ大学外科教授
町　淳二

はじめに

　私が外科研修をしたのは一時代前のことであり, アメリカ臨床研修の中でも競争の激しい「外科レジデント・フェロー」にどのように挑戦するか, またその研修の現状はいかなるものかなどについての記載は, 本書の若い執筆者の先生がたに譲ることにしよう.

　日本では Specialty 志向が深まる中, 私がアメリカで教育を受けた General surgery, そして現在も私が Academic なポジションとしている General surgeon の"楽しさ""誇り"と, 今後日本でも目指すべき Generalist, General surgery の意義とビジョンをまとめてみたい.

　日米の医師育成の違いを背景として, 特に医師の資質としての Science

& ArtにおけるGeneralistの重要性を，今後初期・後期研修も含め日本で研修を受ける方々，さらにはアメリカでの研修に挑戦する皆さんに，各人の将来のゴールを考える上で参考になるように述べてみたい．

医療改革Changeを成し遂げるために

　読者の皆さんは，将来どのような医師を目指しているのであろうか？ 今回のシリーズは「外科の留学」であるから，外科系分野を将来のゴールとしている方々が多いかもしれない．

　外科とか内科とか言う前に，皆さんはGeneralistとSpecialistをどう考えているだろうか？　日本で後期研修中あるいはそれを修了された先生がたは，Generalistそれともspecialist？　SpecialistはGeneralistより格上？　いったい誰がGeneralist？　General surgeonってどんな専門？ ──その答えは，日本とは異なったアメリカの医師育成課程を知ると理解しやすい．

　また，医師はより良い医療提供者となるためにはただ診療能力を学ぶだけでなく，医療全体についても知っておく必要がある．しかもこれからの将来の医療を担う皆さんには，日本だけでなくグローバルな視点からの目も養ってほしい．そこでまず，日米の医療や教育の相違を考えてみよう．

グローバリゼーションの影響

　日本の大河ドラマで今年は鎖国日本の開国時代を生き抜いた「坂本龍馬」が人気をよんでいるようだが，実はアメリカから見ていて日本の医療・医学教育はまだ鎖国状況にあるのではないかと危惧している．

　この時代にそんなことはないでしょう，と思う方も多いだろうが，日本は医療や教育が長年確立し一定の成果を達成しているために逆に，アメリカを含めたグローバルに目を向けるハングリーさに欠ける．例えば他のアジア各国を見ると，自国で達成できていないアメリカの医学教育や卒後研修の優れた面を輸入しようという強い意気込みがある．

医学教育「鎖国日本」はこのままでいくと，教育の後進国になりかねない．そんなことを考える人は多分日本には多くないのであろうし，海外生活が長くなって日本の情勢を知らない私の偏見もあるかもしれないが，多分アメリカを経験している本書の執筆者の方々は同様の意識を持っているのではないだろうか．

　Globalization（グローバリゼーション）は，広く政治経済や企業活動などで取り上げられているが，日本の医学・医療界でもその意識は多少は芽生えてきてはいるようだ．しかし現在でも閉鎖性の強さ，"日本の常識，世界の非常識"が見え隠れする日本の医学界・医療体制に対し，グローバルな視点からは見えることが多々ある．

　グローバリゼーションは昨今，世界に様々な変化をもたらしている．インターネットの普及に伴う情報の公開・共有化，科学技術の飛躍的な進歩と伝達，種々の産業における自由競争原理の導入，多様な価値観の出現，などなど．これらの荒波が至極当然のこと，閉鎖的な日本の医療界にも押し寄せてきている．

　情報の蔓延（時には不正確な情報）と共に，国民自身が医療に対して求める要求も著しく高くなり，しかも多様化してきた．モンスター・ペーシェントなどの出現もその悪影響であろう．今まさに医療革命がいろいろな意味で起こっており，その混乱の中で残念ながら「医療崩壊」などと称される負の現象だけが際立ってしまっている．

　ただし，このような混乱は日本だけでなく世界各地で起きていることであり，「医療崩壊」などとしてではなく，むしろ時代変遷における医療の存続・発展のための過程として捉えるべきであろう．

　それでは，この危機的ともいえる医療の変化にどう対処すればよいのか？　そのためには，この混乱の中から然るべき教訓を学び，明日への指針を示し，実行することである．すなわち，医療改革 Change・医療再生．そのためには国も国民も医療提供者も一丸になる必要があるが，やはり医師がそのリーダーとなる必要があろう．

アメリカから変化の先を読む

　真に国民・患者のための医療改革 Change・医療再生には，①医療制度，②医師ら医療提供者側，③患者・家族・国民，それぞれの改革 Change が必要となる．しかも，一緒に同時に並行しての Change が求められる．

　これを実現するための背景として，日米の医療の変化に注目してみよう．医療の変化は，その国の社会，経済，政治，文化，宗教，国民性などの変化と共に起こることは必然であり，閉鎖的であった日本の医療も，近年のグローバル化の波と共に全世界からの影響も回避できなくなってきた．

　日本の医療もアメリカの医療もそれぞれの歴史的背景のもと進化し続けているが，実は現在そして将来の医療の方向は類似点が多い．ただし，医療技術とか医療能力ということではなく医療の基本原理や制度に関しては，アメリカの医療は日本の 5 － 10 年ほど前を走っている．逆に考えれば，アメリカに注目していれば日本にはアメリカの医療の悪い面を避け，良い点を取り入れられるという機会があるといえる．

　そのようなアメリカ医療の変化と今後の方向性の詳細な記載は省くが（興味のある方は 2 年前に出版した『美しい日本の医療』を参照），基本的考えが医療者主導（医師がすべてを決めて行う医療）ではなく「患者本位・中心の医療」であり，その実現のために医療システム，医療者自体が変化する，変化しなくてはならなくなっている．これは，患者・国民主役の医療を実行するという観点からも，望ましい基本概念の変化であり，そのための医療改革 Change が今こそ求められている．

Science & Art としての医療

　患者中心医療でかつ患者・家族に優れた医療を提供できる「医師の育成」が，今後の医療改革のひとつのカギとなろう．残念ながら，現在の日本の医師育成システムはこの目的達成のために十分ではない．

　これは，日本の学生や研修医・教官や指導医の能力が劣っているからではない．むしろ日本のこれらの人々には優れた医師育成のポテンシャルは十二分に存在する．問題は，教育システムとそれをサポートする教育環境

にある(ただ現在はほとんど,政府も含めた教育提供者にこれらのシステムや環境をChangeしようという決意は感じられない).

「安全で標準的な(その時点で最も有効と皆が認める)医療,患者・家族に満足してもらえる医療を実践できる能力」の習得が,医師育成のゴールである.ここで,その能力をサイエンス・アート(Science & Art)という観点から見てみよう.医学は学問としては科学だが,患者を診療する医療は「サイエンス(科学)であり,アート(芸術:個性や感情をもった創造的なヒトの活動)でもある」と言われる.

サイエンスは科学的に証明された医学知識や根拠,それに基づき標準的な診療を行う能力.一方,アートは患者の個性や背景(家庭的,社会的,文化的,宗教・信条的,教育的,経済的背景など)を考慮しサイエンスを的確に1人ひとりに応用することであり,医師の責任感・倫理観,洞察力・理解力,対人能力・コミュニケーション能力などが必要で,その根底では医師本人の個性や品格・性格が関わる.

医療にはサイエンス面・理論性は不可欠だがそれだけでは到底十分ではなく,患者個人のケアに際しては最終的にはアート面がより重要になる.

医師育成のポイント―格差の解消―
・メディカルスクールの創設

「医師の育成」には,医学部入学選抜,医学生教育,卒後研修さらには生涯教育も含まれる.医師の適正・資質(アート面の能力)を考慮すると,医学部入学者の選択は優れた医師育成にとって大きなポイントとなる.

現在日本の医学部は高校卒業後の6年間の教育.入試の選別は成績本意のことが多く,医師になるために必要なバランスの取れた人格が形成されていないこともありある.一方,アメリカを始め多くの国では,4年制大学を出てから(中には社会に一度でてから)4年間のメディカルスクール(大学院大学)があり,面接重視の医学生選択が行われている.

メディカルスクールの優位点は学生の成熟度の高さと多様性,高いモチベーション,明確なキャリアゴール,優れたコミュニケーション・対人関

係，責任感・倫理感などであり，医師のアート面の能力で優れる．
　もちろん，日本の現行の6年生医学部卒業生の能力を否定するわけではない．ただ日本でも，4年制大学卒業後や社会人になった後に，医師を志望する優れた資質を持つ若者は多数いるはずで，このような人たちが医師を目指せる新しい医学教育システムとしてのメディカルスクール創設を，日本でも強く推奨したい．

・後期（専門医育成）の標準化
　多分卒前の医学生教育以上に，日本では卒後研修（各専門医を育てる後期研修）が標準化されていないことに大きな問題がある．このことが育成される医師の能力の個人格差ばかりでなく，いくつかの科の専門医不足，医療の地域格差，救急医療の不備など現在の多くの医療の問題点の原因ともなっている．
　優れた卒後研修を独自で実施している病院も多々あるが，日本には研修を適正に監査認定するシステムがない（後期研修は厚労省などの監査認定はない）ために，研修病院・研修プログラム間の研修レベルの格差はあまりにも大きくなってしまう．アメリカにはACGME（Accreditation Council for Graduate Medical Education；卒後医学研修認定委員会）という研修の質の標準化（臨床能力レベルのスタンダード）と各専門医の人数調整を可能にする優れた機構があり，このシステムが「医師育成の質と数」を保証している．
　さらに，研修医を教育する指導医不足，指導医の能力格差も現在日本で大きな問題となっている．これも指導医育成のシステムが確立していないためで，研修医教育には，研修施設への予算も含めたサポート，指導医の待遇改善を図ったうえでの指導医育成が国家レベルでの急務と考える（ただ残念ながら，現在の日本の政府にはこのような急務の認識は少ない）．
　医師ばかりではない．看護師などすべての医療従事者の育成や生涯教育など広いビジョンで改善が求められる時代にあるが，グローバルな視点に立ったこのようなビジョンを日本の皆さんには要望したい．

Specialistである前にGeneralistであるということ

日米の卒前，卒後教育の違い

　さて前置きが長くなったが，冒頭のGeneralist対Specialist，その育成に話を展開しよう．

　日本においてもアメリカにおいても医師の専門性を論じるには，医学教育・臨床研修も含めた医師育成過程を考える必要がある．どの分野であれ専門家になるには卒前教育，卒後教育そして生涯教育まで一貫した教育が不可欠である．

　繰り返しになるが，日米の大きな違いは，日本の高校卒業後6年間の医学教育・初期研修・後期研修に対し，アメリカは高校卒業後4年間の一般大学（理科系・文科系）・4年間の医学部・卒後臨床研修（ResidencyとFellowship）であり，アメリカの医学部3, 4年（臨床医学）のClinical clerkshipが年齢的にも学習内容的にも，必須化された日本の初期研修にほぼ一致する．

　ちなみに日本でもマッチングが開始されたが，アメリカとの大きな違いは，日本のマッチングは初期研修に対してであり，それが本人の将来の専門科選択には直接は影響を与えないことであろう．アメリカのマッチングはResidency/Fellowship（日本では後期研修）に対してであり，そのマッチが自らの専門科選択と一致する（ある意味では自分の一生を決定することになる）．

　したがって，日本から外科でも何科でもマッチングを通してアメリカのResidencyに挑戦することは，必死に希望の科を狙うアメリカ人と競争するということなので，それなりの覚悟を要する．

医師の基本の習得

　ここで，前述した「医療はサイエンスでありアートである」べき点を，

医師育成において考えてみよう．アートの考えをさらに前進させて，最近はことに患者個人の様々な背景（遺伝子なども含め）を考慮したPersonalized medicineの理念・実践も広まっている．

　医師育成もサイエンス面とアート面の教育が含まれて然るべきである．特に医師としてのプロフェッショナリズムや対人能力などは医療におけるアート面が強く，専門科にかかわらずあらゆる医師としての不可欠な資質・能力と言える．また，どの専門科の医師であれ，Basic skillと言われる病歴・身体所見の取り方，それを基盤とした臨床推論の仕方，コミュニケーションスキル，プレゼンテーションスキルなどを習得すべきである．これらはGeneralistであれSpecialistであれ，医師として習得し実践すべき基本である．

　GeneralistとSpecialistの差異を考えると，Specialistが特定の疾患を深い知識と専門的なSkillをもって治療するのに対し，Generalistはより広い疾患に対して幅広いSkillをもって治療する．しかし，その基本となる患者に対するアート面での医療やBasic skillは，GeneralistにもSpecialistにも不可欠なはずである．その違いは，アート・Basic skillの基盤に立った疾患への最終アプローチの差異に過ぎないとも言えよう．

　あらゆる専門家は的確な患者診療のアートをもってBasic skillを含めた基本となるGeneralな能力を有しなくてはならず，その意味ですべての医師はまずは基本的にはGeneralistであるべきと言って良いのではないであろうか．

　医師育成過程でアメリカは，まずサイエンス面でのBasic skillとアート面での医療を学ぶべく，医学生のClerkship（日本の初期研修に相当）で患者のベッドサイドでの診療にStudent doctorとして参加する．さらに，卒後の臨床研修（日本の後期研修に相当）では，研修医は原則としてまずGeneralな教育を受ける．

　すなわちこれがGeneral internal medicineやGeneral surgeryなどのResidency trainingである．卒後すぐに循環器内科とか心臓外科とかの研修に直接入ることはない．それはGeneralの研修を通して，内科系・外

科系などの幅広い分野でのBasic skillや医療のアートをまず習得し完成するためである．

Active learnerの姿勢

日本においても今，Primary careやGeneralistへの認識・関心が多少は高まり，必須化となった初期研修でも，「臨床研修は，医師が，医師としての人格をかん養し，将来専門とする分野にかかわらず，医学及び医療の果たすべき社会的役割を認識しつつ，プライマリケアの基本的な診療能力（態度・技能・知識）を身に付けることのできるものでなければならない」と基本理念が明記されている．これはまさに，アメリカでの医学部後半の臨床医学でのベットサイドClinical clerkshipでの教育に一致している．

この時期の教育では，救急も含め日常頻繁に診る疾患を対象とすればよいのであり，細かな診断や治療ではなく，頻繁な疾患を通して，正確な病歴や身体所見の取り方，鑑別診断と疾患の病態生理を考えながら臨床推論する能力，患者・家族とのコミュニケーション・対応さらに啓発，他の医療者とのコミュニケーション，症例のプレゼンテーション，などを学習する，しかも受動的にではなく能動的に問題を解決する能力・態度を学ぶ（Active learnerになる）ことに重点を置くべきであろう．

初期研修後には，後期研修で数年間をかけてまずGeneralをさらに教育することである．そのうえでSpecialtyを望む者にはSpecialistの研修（例えば，循環器科，心臓外科など）を2, 3年間ほど実施すればよい（これがアメリカのFellowship）．

何も皆がSpecialist化しなくても，GeneralのResidency研修修了者は，一人前のGeneralistとして患者診療を開始することもできる（私自身もGeneral surgeonとして大学で臨床・教育を行っている）．

一人前の医師として安心して世の中に送り出せるGeneralist育成が今後の日本の医療の改善と安定に必須と考える．ことに現在問題になっている地域医療を充実させるためには，今後Generalist育成が急務であろう．このような医師育成体制を確立すれば，Specialistとして診療に当たるよ

うになっても，卒前教育やResidency卒後研修でGeneralistとしての能力（Science & Art）を有していることになる．また，そうでなければ本来なら真のSpecialistとしての臨床ができないはずであろう．

必須化した日本での初期臨床研修の見直しと改正が図られているが，初期研修はGeneralistとしての第一歩であると捉えてほしい．そして，将来どの専門家になるにせよGeneralistとしての能力は必須であり，然るにすべての医師はまずはGeneralistを目指すべきと考える．

General Surgeonの喜び，誇り

General surgeon（一般外科，総合外科？）というと，日本の大学病院には確固たる地位がないようである．大学医学部では外科も含めSpecialtyが幅をきかせ，まずはGeneralを教育しようという考えにかけている（考えはあってもなかなか実践されていない，あるいはGeneral surgeonの育成ができる指導医がいない・少ない）．

これは教育・研修システムの問題であり，そのシステムで教育される指導医がGeneralを教えられない，といった悪循環がそこにある．確かに大学には例えば1つの臓器しか手術しないようなSuper-specialistも必要ではあるが，Specialistの集団ではGeneralの教育・研修はできない．また，大学などのアカデミックスではGeneralist（これは広い意味でGeneral surgeonも含める）よりSpecialistが偉いといった考え・風潮がある．これは，一般国民や患者のSpecialty志向（嗜好？）に拍車をかけるという好ましくない結果をもたらしてもいる．

一方アメリカでは，医療自体の変遷や医療形態・社会のニーズの変化に対応した新たなSpecialty（Hospitalist，Acute care surgeonなどなど）も誕生する中でも，原則として「まずはGeneral」の基本理念は維持されている．

外科ではそれがGeneral surgeonであり，非常に幅広い外科領域を扱う（アメリカのGeneral surgeonの研修プログラムやカリキュラムに関しては，本書の多くの執筆者が詳細を記している）．そしてACGMEで決

められた General surgeon の研修を通して，5年間で Independent な外科医を育成している．しかも全米どこの研修プログラムで教育を受けても，そのプログラムが ACGME 認可のもとで研修を承認されているので，一定レベルの能力を持った General surgeon が誕生することになる．すなわち，研修内容の質が保たれ，研修修了生の質の格差が少ない（多少の格差は，患者に責任をもてる許容範囲内である）．さらに，アメリカでは ACGME 規定に則って，この研修を「一定期間内」に修了させる（General surgeon は5年）．

日本では外科研修を修了しても，真に Independent な外科医として能力と自信がつくのか，確かではないようである．場合によっては，いつまでが研修でいつからスタッフ（指導医）になっているのか不明瞭なプログラムも散見する．

アメリカで5年間の General surgeon 研修を修了すると，その豊富な症例・手術経験を通して，自分が外科の Superman になったような気分にもなる（気分だけでなく着実に能力・技術が習得されている）．苦しい研修生活を勝ち抜いた喜びと誇りを，間違いなく持つことができる．

研修修了後は，（外科 Subspecialty の Fellow に挑戦もできるが）一人前の General surgeon として臨床家，指導医として進むことになるが，ACGME のガイドラインのもとに研修中のサイエンスと同等にアート面も学んでいるので，Independent に外科臨床（診療）ができる．さらに，研修中に「下を教えることも学ぶ」ので，すぐに指導医としての活動も可能である．

アメリカ研修教育はいろいろ大変な面もあるが，それ以上に喜び・楽しみを味わえると確信する．私のように指導医の立場からすると，毎年何人かのチーフレジデントを卒業させる時には，その研修医の5年間を鑑みて，誇りと喜びを毎年感じるのである．

「日本らしい」「美しい」医療を目指して

アメリカにそのシステムを学ぶ

　以上のようにアメリカの研修はしっかりした研修システムが確立し，現在の日本では（ほとんど）類を見ない研修・教育を経験できる．その意味で，本書読者の方には，是非アメリカ研修に挑戦してもらいたい．ここで，アメリカにまで苦労して来る，その意義をもう少し広い視点から考えてみよう．

　アメリカのメディカルスクールや ACGME 研修制度などの良いシステムは，自由主義社会というアメリカで必然的に生まれてきた．一言で言うと（チョッと極論だが）アメリカは多民族国家であり千差万別の人種のるつぼであり，物事を達成する際にシステムを創り上げ適切な規制・統制を取らないと，個人の努力だけを当てにしていては目標に到達できないことが多い．一方，外から眺めていて，日本はシステムが十分確立していなくても，個人個人のまじめさ・努力・能力やモラルで高い目標達成を可能にしている（ただし，物事によっては個人の努力だけでは限界があり，そのひとつの表われが，現在の日本の医療危機ではないであろうか）．

　また，日本の医療には類いまれな「美しさ」がある．「日本らしい」，グローバルな視点からも素晴らしい医療で，それは取りも直さず日本人１人ひとりの「美しいこころ」（温かさ，優しさ，きめ細やかさ，思いやり，いたわりなど，まさに医療のアートの真髄部分）から生まれるものであろう．ただ，多忙化，複雑化する現代の医療の変遷のなかで，これらの古来からの日本の素晴らしい面が，最近は少し影を潜めているのかもしれない．

　すなわち一言でまとめれば，「アメリカのシステム／日本人のまじめさ・美しさ」ということになる．グローバリゼーションは日本のアメリカ化ではないが，医学教育・研修に関してはアメリカの良いシステムを積極的に採り入れるべきである．

日本人の勤勉さ・まじめさ，日本人の「美しいこころ」を保ちつつ，しかもグローバルな視点から医療や医学教育・研修の変化に適切に迅速に対応する必要がある．そのためにも，将来の医療を担っていく若い人たちには，アメリカで臨床経験し，研修システムなどの利点を学び，それをいずれは後輩に還元すべく頑張ってほしい．

望まれる医師像とは

医師のあり方は個人個人見解の相違はあろうが，私はそれを3つの段階で捉えたい．第一段階は，Active learner「能動的な学習者」．医師の場合，勉強は一生続く．しかも passive に知識を詰め込むだけではなく，active に学んでいく姿勢が求められる．自分で問題点を見つけ，同僚や先輩と議論しながら解決していくといった学び方である．

第二段階は，Passionate teacher「熱意ある教育者」．Doctor の語源は「教える」という意味を持つラテン語であることからもわかるように，医師は Physician であると同時に Teacher でなくてはならない．これは後輩の医師の指導を行うこともさることながら，患者・一般国民の教育・啓発も含める．しかも，情熱をもってそれを実施したい．

最終の第三段階が Caring physician「ケアのできる医師」．病気を治すだけでなく，全人的に患者のケアができる医師，真に Science & Art のバランスのとれた医師である．

では，Active learner から Passionate teacher かつ Caring physician となるためには，どうすればいいのであろうか．まず学ぶことを楽しめなければならない．必要に迫られていやいや学んでいるようでは Active learner にはなれない．臨床の問題点を解決するプロセスをエンジョイできる医師になってほしい．

Learner の時期に，優れたメンターとのめぐり合い，ロールモデルを持つことも大切であろう．アメリカには往々にしてそのような人がいる．いや，アメリカで真面目に努力さえしていれば，必ずそのようなメンターに目をつけてもらえる．そして，メンター，ロールモデルを見つけ自らが成

表1　アメリカ医学留学で掴む!!!

1．グローバルな視点
2．アメリカから医療・教育の先をよむ
3．グローバルな医学教育・研修システムを学ぶ
4．臨床家としてのBasic skillと医療のアート面を学ぶ
5．Generalistになる
6．Cross-culturalな経験（本人にも家族にとっても）
7．ただし，日本人としての良いところ，日本の美しさを失わないこと

長すれば，いつかの日か自分が若い後輩医師のメンターになり，ロールモデルといわれる存在になることを目指すだろう．

　最終的にはアメリカで学んだことを外科でも教育でも，日本・世界にTeacherとして還元してほしい．

　Caring physicianになるには，前述の医療のアート面を強調したい．医療のサイエンスの部分はほぼ学習量に比例して伸びるが，アートの部分は勉強すれば身につくというものでもない．その人の個性や資質に関係している．これを高めるには，若いうちから医療にとどまらず広く社会に関心を持ち，様々な世界の人とかかわり，人格そのものを磨いていくほかない．

　アメリカという国は不可解な事・悪い面もあるが，Diversity（多様性）を認め，協調する文化はすばらしい．異なる背景を持った人々と交じり合い，多様な価値観に触れ，刺激し合うことで，人間としても成長できる．皆さんにも，ぜひアメリカでもどこでも世界に飛び出し，自ら交じり合う機会（家族と共にcross-culturalな経験）を求め，自分の可能性を広げてほしい．将来の自らのゴールと夢に向かって．（表1）

【参考文献】
＊外科・超音波に関する文献で興味のある方は連絡ください．下記は参考となるであろう書籍です
1) Ultrasound For Surgeons, 医学書院, Lippincott, 1997.
2) 米国式Problem-Based Conference, 医学書院, 2003.

3）Ultrasound For Surgeons（2nd Ed），Lippincott-Williams&Wilkins，2004.
4）国民主役医療への道，日本医療企画，2006.
5）外科 Decision Making の進め方，羊土社，2008.
6）美しい日本の医療，金原出版，2008.
7）楽楽研修術，三輪書店，2009.

chapter 6

夢ノムコウ

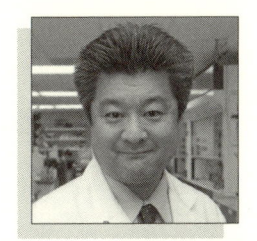

バージニア州立大学医学部
腫瘍外科・生化学分子生物学
高部和明

June 1997-June 2001
Peptide biology lab
The Salk Institute for Biological Studies

July 2001-June 2002
General Surgery-Preliminary Resident
University of California San Diego

July 2002-June 2006
General Surgery-Categorical Resident
University of California San Diego

July 2006-June 2008
Clinical Fellow
Surgical Oncology
Virginia Commonwealth University

July 2008-Present
Assistant Professor of Surgery
Assistant Professor of Biochemistry and Molecular Biology
Virginia Commonwealth University

❖要旨❖

　アメリカで外科医になり，自分が望むような立場であり続けるのは大変である．しかし，大変であるが故に自分が描く夢に向かって努力する価値があると，僕は思う．それでは，アメリカへ外科臨床医学留学を果たしたその先には何があるのか？　本稿では僕がアメリカ臨床留学をするに至った経緯をまとめ，外科レジデンシー，フェローシップとその後のキャリアをどのようにして生き残ってきたか．そして，臨床医学留学という夢を達成したその先の話をしたい．

アメリカに乗り込む

世界的研究者を輩出するソーク研究所

　僕は最初から臨床医学留学を目指していたわけではなかった．当時所属していた日本の外科医局が大学院の後半に研究留学して学位論文を書いてこいという方針で，大学院2年目から研究留学先を探していた．しかし，なかなか良い施設が見つからず，当時は大変焦っていた．大学院は4年間で，研究留学は最低2年間はしなければ満足な結果を出すことは難しく，早く行き先を見つけなければ留学期間が足りなくなってしまうからだ．

　そんなある日，大学院の同級生の長谷川聡君が僕が当時研究していたアクチビンの専門学会が2月に徳島で開催され，その研究分野の第一人者，アメリカのソーク研究所（The Salk Institute for Biological Studies）のワイリー・ヴェール教授が基調講演に来ると教えてくれた．ヴェール教授はアクチビンだけでなく，クッシング病診断に用いるCRHテストのCRHも発見し，ノーベル賞候補にも挙がった世界的大学者だ．また，ソーク研究所はポリオワクチンを開発したジョナス・ソークが創立した，DNAの二重らせん構造を発見したワトソンとクリックのクリック教授が所長をされたり，ノーベル賞受賞学者が8人もいたりする（余談だが日本人受賞者の利根川進教授も若き日ソーク研究所でポスドク研究員をされていた）世界でも指折りの研究所である．

　基礎医学研究所としてあまりにも凄すぎて，とても僕のような臨床医が留学を申し入れられるような施設ではないと最初は尻込みした．

　しかし，他に留学のあてがあるわけでもなく，また誰かに「チャンスの神様には前髪しかなくて後ろは禿げているから，近づいてきたときに引っ掴まないと逃してしまう」と言われ，駄目で元々と留学を直談判する決意を固めた．そこで，手持ちのデータともいえないデータを引っかき集めてポスターを作り，徳島へ飛んだ．そしてヴェール教授の基調講演が

終わると即座に駆け寄り，つたない英語で彼のラボを絶賛し，自分も是非そこで働きたいと強力にごり押しした．

今思えばただの社交辞令か，それともその時の僕の必死の形相に押されたか，ヴェール教授は「Why don't you drop by, when you got a chance（今度機会があったら立ち寄りなさい）」と言ってくれた．

その言葉を真に受け，大学院3年目の5月にカリフォルニア州サンディエゴで開催された学会へ参加，その地にあるソーク研究所を訪ねた．やはり本当に来るとは思っていなかったのだろう，今もヴェール教授がそのとき大変驚いた顔をしたのを覚えている．僕としてはソーク研究所しか選択肢がなかったので，留学を認めてもらえるまでは帰らないつもりでいた．

すると，今思えば断る常套句なのだが，予算にも限りがあるので給料が出せないと言われた．背水の陣である僕は，留学することが第一でお金は後から何とかなると思い，「ノープロブレム．僕は金持ちの日本の外科医局に所属するので給料はそこから出る」と嘘をついた．それから，あれやこれやと色々断る口実を言われたが，ことごとく問題ないと反論した．

ついにヴェール教授も根負けして，「それじゃ，いつから働くつもりだい？」と聞かれたので，「明日から」と答えたら，大笑いされ，ついに留学を認めてもらった．続けて，日本に帰った頃を見計らってビザに必要な書類を送るからと言われたのだが，そんな悠長なことをしていたら留学期間が短くなってしまう．「ビザ関連の書類は今この場でサインさせてください」とゴネてその日中に書類を整え，帰国後ほぼその足で米国大使館に提出したために，学会から1カ月と経たない1997年6月に留学することができた．給料に関しては，後日YKKの吉田育英会の奨学金を獲得したことと，当時の円高を口実に2年目からヴェール教授が給料を出してくれるようになったこととで，結果オーライだった．

このように，僕がアメリカに来たのは研究をするためだったのだが，アパートを決めるまでの間泊まっていたホテルの対面の丘の上にあるカリフォルニア大学サンディエゴ校（University of California San Diego；以下，UCSD）の関連病院をみて，「ああ，あんな病院に勤められたら最高

だろうなぁ」と思ったのをよく覚えている．

外科臨床を一から叩きなおしてもらおう?!

　ヴェール教授のラボは，よく言えば自己責任の自由放任，悪く言えば野放しで，今思えば一風変わっていた．ヴェール教授にコメントを求めても「やってみれば」としか言われず，それで失敗しても「馬鹿げたアイディアだとわかった分グレートだ」言われる始末だった．それでいて2年経っても結果が出なければクビだった．

　僕は運よく才能豊かなフランス人ポスドク，ジャンジャック・レブルンや，インダー・バーマ研究室の中国人ポスドク，リリー・ワンなど優秀な共同研究者に恵まれたこともあり，8本の論文を出版することができた．中でも Hepatology に載った論文は Nature Review に，American Journal of Gastroenterology に載った論文は『ハリソン内科学』の第16版に引用され，PNAS に載った論文は140回以上引用されるなど高く評価してもらえた．

　この頃，渡米後それまで基礎研究ばかりやっていたため，外科臨床を一から叩きなおしてもらいたいと，今思えば随分自分を卑下した気持ちになっていた．

　当時日本の外科卒後教育システムをみてみると，結局医局の関連病院と大学病院とを何年もローテーションするといった形態で，果たしてこれで世界に通用する標準医療が身につくのかという疑問が湧いた．僕は個々の上司のやり方や医局方針ではなく，世界的に標準（スタンダード）として認知されている外科診療をシステマチックに習得したかったのだ．

　そんな折，当時南カリフォルニア大学で小児科レジデンシーをしていらした母校の先輩，齋藤昭彦先生とお会いする機会があった．昭彦先生は日本トップクラスの臨床研修病院を修了されたにもかかわらず，レジデンシーの毎日が勉強になるとおっしゃっていらした．

　「臨床に強い昭彦先生にしてそうなのだから，ましてや僕なら目から鱗が落ちるような経験をするに違いない」と思った．そこで1999年に学位

取得後もアメリカに残って外科レジデンシーをやろうと決意した.

　その先2年間はソーク研究所のラボに籍を置き研究を継続する傍ら, 永住権取得の手続きを進めつつUSMLE (United States Medical Licensing Examination) の受験準備をした. USMLEに関しては, Kaplanのビデオ講義を視聴したり, 毎週勉強会をやって真剣に勉強するペースを数カ月かけて作った上で, 各試験に3カ月という期限を決め, その間は連日10時間以上籠って問題を解きまくる短期集中策を取った.

　試験に関しては, 突き詰めていえば出題された問題を1問1分で正答すれば合格するわけで, そのために自分に合った知識の詰め込み方法を駆使すればいいということに尽きる. USMLE Step 2CSに対しては参考書を読んだ上でKaplanの直前1日講習に参加したが, 大変役に立った. 英語力は最後までネックになるが, それに気を取られすぎるとかえって失敗する. この試験の合否はアメリカの医学生なら誰でもできる病歴聴取と身体所見を取れるかが問われるわけだが, 今の僕の立場から見ると確かにこれで引っかかるレベルだと, 実際仕事を始めた時に本人も周囲も大変だ.

　僕の場合, これらのノウハウを齋藤昭彦先生や齋藤雄司先生といった先にECFMG (Educational Commission for Foreign Medical Graduates) certificateを取得されていた母校の先輩から親身に教えていただける環境にあったのが大いに助かった. また, 短期間に試験を合格できた秘訣として, 当時スクリップス研究所へ研究留学されていた藤岡洋介先生のような優秀でいてモチベーションの高い方と毎週勉強会をさせていただける幸運に恵まれたのも大きかった.

外科レジデンシーにマッチする

部活の教訓

　アメリカで臨床留学をする上で最難関はレジデンシーにマッチすることだろう. 僕の場合難点はUSMLEの点数がよくなかったこと, ECFMG certificate を手にしたのが遅く ERAS（Electronic Residency Application Service）応募に出遅れたこと，競争の激しい外科を選択したことで，大変な逆境だった．

　この頃僕はよく学生時代のテニス部活動を思い出していた．僕は 6 年間医学部のテニス部にいたのだが，とてもとても弱く，6 年間玉拾いだった．ある先輩にいたっては，「高部のテニスは，日を当てようが水をやろうが芽がでないから，煮豆だ」とこき下ろされたくらいだった．当時はプロになるわけじゃない等とうそぶいていたが，内心は大変悔しく，卒業後何であんなに弱かったんだろうかとずっと考えていた．

　結論から言えば，僕が弱かったのは，失敗を恐れるあまり相手を追い込んでも前に出なかった，ネットへ出て攻めなかったからだった．安全策のつもりでコートの後ろのほうで打ち合っても，結局は自分がミスしたり相手に攻め込まれたりでジリ貧になって負けていた．勝負するからには，ネットへ出てボレー！　あわよくばスマッシュ！　それでも勝てないかもしれないけど，勝つにはそれしかない．攻めて負けても，少なくとも勇気を出して前に出た自分を褒められると思った．

　こんなことくらいテニスを始めてすぐに実行できそうなものだが，結果的に延々と玉拾いをし続けても，怖気づいてできなかった．テニスに真面目に取り組めば取り組むほど，ビビって自分に自分自身で作った殻を破れなかった．テニスは所詮課外活動と言い訳ができたが，自分の外科医としてのキャリアは言い訳がきかない．レジデンシーに応募していたこの頃は，毎日「ネットに出なくちゃ負ける．テニスと同じ悔しい思いをしたいのか」と自分に言い聞かせていた．

　そこで，ネットワーキングを手当たり次第やった．友達の友達．先輩が留学で行った先のボス．知り合いでもない日本人医師．親が教授の小学校の同級生．学会で立ち話をした相手．自分の発表を好意的に評してくれた座長．日本の教授．引退したアメリカの外科医．コネともいえないツテを頼って，会ってくれるのならば翌日に大陸横断も厭わなかった．

　振り返れば 9 割がたはまったくの空振りだったのだが，ここで自分がア

メリカの競争社会で生き残られるかどうかが試されているという覚悟だったし，結果的にはその必死さが僅かなチャンスを逃さない集中力を生み，最終的に道を開いたと思う．

執念の採用通知

　結局マッチングには 200 施設に応募したが，面接は皆無で，当然マッチしなかった．このことは前日にわかっていたので，マッチ当日は複数の電話とファックスとパソコン 2 台を同時に使えるスポットをラボで確保し，西海岸時間朝 6 時のスクランブル解禁時間と同時に定員空きのあるプログラムへ電話をかけまくった．

　全米のマッチしなかった人が同じことをしているので，電話に相手が応える間にもう 1 つの電話で他の相手にかけないと遅れを取ってしまうわけだ．それでも，インサイダー情報のある人たちが解禁時間と同時にすでにプログラムディレクターの部屋にいたりして，結局 30 を超えるプログラムとコンタクトした結果，唯一ニューヨーク近郊のニュージャージー医科歯科大学ニューアーク校（University of Medicine and Dentistry of New Jersey-Newark）外科が面接に呼んでくれた．

　これは正規枠のカテゴリカル（Categorical）ではなく 1 年契約で 2 年目はないプレリミナリー（Preliminary）枠で，面接ではそれでも採用はかなり厳しいと言われた．僕にとってはこれが唯一の可能性だったので，何が何でも喰らいつかねば，ネットに出なくてはという一心で，3 日間見学させてほしいと懇願し，許可を得た．

　それでレジデントに引っ付いて見学していたところ，ある日デイチ主任教授の指導医回診に出くわした．デイチ教授は外科集中治療の専門家だが，外科全般にわたって博識なようで，この時は食道癌の話をしていた．そこで教授は，手術術式には何があるかとレジデントグループに質問したところ，誰も答えられなかった．

　今こそがネットに出るときだと勇気を奮って，ここぞとばかりに各術式とその利点欠点，そして予後のデータを述べた．「君は誰だ」とデイチ教

授に聞かれたので，「プレリミナリー・インターン候補のタカベです」と答えたら，立派なひげで実際にはよく見えなかったのだが，にこりと微笑まれたかのような気がした．そしてカリフォルニアに戻った3日後に，ニューアークから採用の連絡が来た．

その後契約書が送られてきたのだが，これが電話帳のような厚さで，今思えば糞真面目に読むようなものでもなかったのだが，当時は辞書を引き引き読んでいた．すると数日後に奇跡がおこり，それまで何度連絡してもなしのつぶてだった地元のUCSD外科から面接すると連絡がきた．面接の結果，数日でプレリミナリー枠で採用が決まり，UCSDへ行くことにした．

後日わかったことだが，UCSDは原則プレリミナリーは採用しない方針で，この年は僕のために枠を設けてくれたみたいだった．卒業後ギリシャのアテネで開催された国際外科学会の夕食会でUCSDのムーサ主任教授と同席した機会に，僕が採用になった理由を何気なく聞いたところ，研究業績がずば抜けていたからだと教えてくれた．

それならばマッチしてもよさそうなものだと思ったが，UCSDは毎年6人のカテゴリカル枠に数千の応募があり，僕は点数でアシキリにあったため履歴書が無視されていたところ，当時東京大学救急医学教授でご本人もメリーランド大学へ臨床留学された前川和彦先生に口を利いていただいたお陰で履歴書に目を通してもらうチャンスを得たということみたいだった．

現在僕はバージニア州立大学（Virginia Commonwealth University；以下，VCU）外科のファカルティー（Faculty；大学教員）として外科レジデント採用委員会の委員をしてるが，1週間労働80時間制限ができてから，明らかに外科レジデンシーはさらに狭き門になっている．つまり，外科は肉体的に，また拘束時間も大変だからと敬遠していた成績優秀なアメリカの医学生が，労働時間短縮に伴い外科の高収入に惹かれて殺到しているのだ．

そのこと自体の是非は議論の余地があるかと思うが，結果として以前に

表 カリフォルニア大学サンディエゴ校（UCSD）一般外科レジデンシーカリキュラム（2001-2006）

	一般外科	専門外科	外部ローテーション	メモ
1年目 (Intern)	HC×2カ月 TH, VA×各1カ月	脳外科, 整形外科, 形成外科, 泌尿器科, 耳鼻科, 移植外科, 胸部外科 ×各1カ月		病棟雑務中心
2年目 (Junior resident)	HC, TH, VA ×各1カ月	形成外科, 外科ICU, 熱傷外科, 胸部外科 ×各1カ月 移植外科×2カ月	City of Hope, Kern Medical Center	ICUの経験・手術の機会が増える
3年目 (Mid-level resident)	HC, TH, VA ×各2カ月	外傷外科×3カ月 小児外科×2カ月		FollowerからLeaderへ
4年目 (Senior resident)	TH×1カ月 VA×2カ月	外傷外科×2カ月	Keiser Pharmanente San Diego Hospital ×5カ月	自分で何でもできるように期待される
5年目 (Chief resident)	TH×4カ月 HC, VA×各2カ月	外傷外科×2カ月 血管外科×2カ月		管理職. チームをまとめ, 学生とレジデントの教育と指導を行う

HC: Hillcrest病院（ダウンタウンにあるメインの大学病院, 非保険者も受け入れる通称「貧乏人用病院」. 肥満外科, 低侵襲外科, 血管外科が中心）
TH: Thornton Hospital（高額所得者居住地（La Jolla）にある通称「金持ち用病院」. 腫瘍外科, 内分泌外科中心）
VA: VA Hospital（退役軍人病院. 何でもアリの一般外科）
City of Hope Cancer Center: ロサンゼルス郊外にある国立癌センター
Kern Medical Center: ロサンゼルスとサンフランシスコの中間にあるベーカーズフィールド（Bakersfield）市にある一般病院外科レジデンシープログラム. 一般病院プログラムがどのようなものか体験できるようになっている
Keiser Pharmanente San Diego Hospital: 一般市中病院で唯一のレジデントとして, 一般的な手術を連日山ほど経験できる機会

〔注〕これは筆者が経験したカリキュラムであり, 同期生ですらローテーションは個々に異なる. 例えば, 筆者は通常の倍以上の移植外科と形成外科ローテーションをした反面, 血管外科は極端に少ない. UCSDでは毎年1カ月間の休暇ローテーションがある. また, ローテーション内容は毎年改訂されており, 現在は内視鏡ローテーションが必須となっている. UCSDでは選択性だが, UCSFやUCLAでは2年目修了から2年間リサーチを行うのが義務化されている.

比べてさらにUSMLEの点数が高く，推薦状でも大絶賛されている名門大学（アイビーリーグなど）卒の学生がさらに応募するようになった．一方で，僕がレジデンシーのポジション獲得に苦労したのはUSMLEの点数が低かったからであり，点数さえ高ければ少なくとも面接には呼ばれるし，臨床現場で働けるだけのコミュニケーションが取れれば，どこかのプログラムにはマッチする．

研究オタクの面目躍如

　7月にインターンを始めてから最初の評価が下るまでの時間は短く，UCSDでは12月のFaculty meetingで大体翌年の雇用を決めている．よって，最初の1ヵ月の印象がその後を決めてしまうといっても過言ではない．一方で僕の採用されたプレリミナリー・ポジションは原則インターン（レジデント1年生）でクビになる契約だったので，すぐに次の一手を打たなければならなかったが，インターンを始めて数ヵ月は日々の仕事をきっちりこなしていくので精一杯で，とても次のアクションまで考える余裕はなかった．

　そんな秋のある日，サンディエゴのレジデント対象の論文コンクールがあることを知った．ソーク研究所でやった研究成果があったので応募する自信はあったが，当初インターンの分際で本業の臨床ではなく研究で悪目立ちしてもマズイと思い，そのままやり過ごすつもりだった．

　ところが，このことを嫁さんに話したところ，「キミのウリは研究業績なんだから，こんな機会にアピールしないなんて馬鹿じゃないの」と一喝された．言われてみれば，研究オタクと思われてもどうせ1年でクビになるわけだし，ネットに出なきゃ勝てないと思い直し，応募したところ優勝した．

　ちょうどこの頃UCSDである出来事があった．2年目からUCSD脳外科へ進む同期の外科インターンが，病棟業務に忙殺されるがあまり頭部外傷患者のCT結果を3時間確認し忘れたところ，実は急性血腫があり，緊急手術がその分遅れたのだ．このことは脳外科内で大問題となり，結果的

にこの失態が原因で，彼女は採用時のUSMLEが最高得点であったにもかかわらずクビになった．

このことで，脳外科は一般外科レジデント2年生の1人を引き抜き，さらに2年生のもう1人は外科レジデンシーのあまりの熾烈さに耐えかねて家庭医レジデンシーへ移ったため，UCSD外科レジデンシーとして2つポジションが空いた．

僕はクビになった彼女と話をしていたのでこれらの事情は知ってはいたが，少なくともプログラムディレクター（医局長に当たるレジデンシー責任者）は僕には何も言ってこなかったので，ひょっとすると契約延長があるかもしれないと期待しつつ，怖くて雇用の話題は切り出せなかった．

そうこうしているうちに契約期限の6月末になったが，誰も何も言ってこないので働き続けていたらそのまま居座れるかもと思って働き続けた．翌月になっても何にも言ってこないので，意を決して話を切り出すと，いとも簡単に「君は今年からカテゴリカル・ポジションだ」と言われた．そうだったら，もっと早く言えよ！　僕はUCSD外科レジデンシーへ正規採用になったのだった．

外科レジデンシーはサバイバル・ゲーム

アメリカ外科レジデンシー教育の真骨頂は，学年が進むと同時に段階的に責任を増やすシステムだろう．1年生のインターンやICU管理が中心の2年生までは言われたことを着実にこなすので十分だが，3年生からは自分で考え判断することが求められ，4年生では執刀医として何でもできるように，そして最終学年のチーフレジデントになればチームを管理する中間管理職的な役割を担う．特に3年生は「from a Follower to a Leader（服従者から指導者へ）」の転換が強調された．

特に当時のデビッド・ホイト外傷外科主任教授の教育指導は熱烈で，カテゴリカル6人の同級生中僕を含めた3人は留年の危機にさらされた．僕にしてみれば年下のチーフレジデントや周囲に対して，礼儀として敬意を表していたつもりだったのだが，ホイト教授にはリーダーシップが足りな

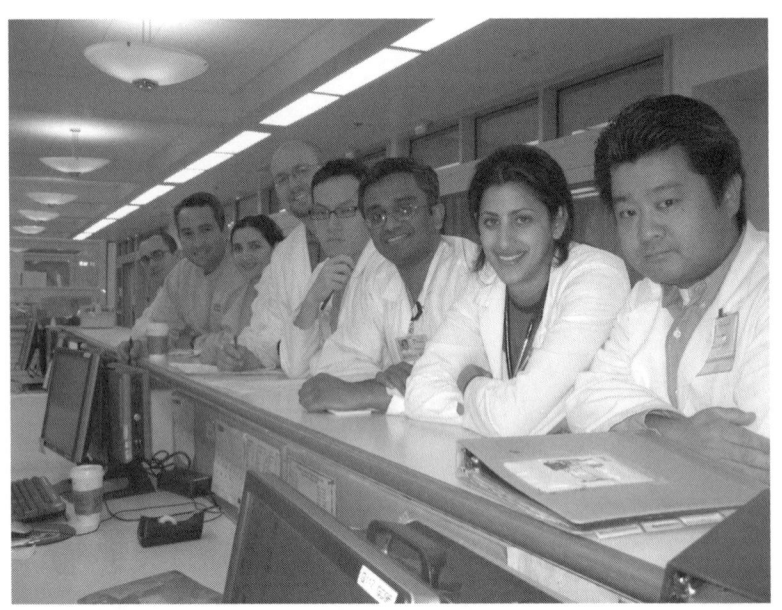

▲ 2005年11月，UCSDソーントン病院一般外科チーム──チーフレジデントとして病棟患者管理は当然，レジデントと医学生の教育にも責任があった．

いと映ったようだった．

　結果的に問題視された3人のうち1人はクビに，1人は留年，そのまま進級できたのは僕だけだった．結局，卒業時ではカテゴリカル6人中4人しか生き残れなかった．ホイト教授はその後カリフォルニア大学アーバイン校（University of California, Irvine）外科主任教授を経て，現在はアメリカ外科学会会長（Executive Director）になられた．余談だが，世界初の肝臓移植を成功させた伝説的な外科医，トーマス E. スターズル教授でさえ，ジョンズホプキンス大学病院の外科レジデント4年のとき留年を宣告され，マイアミ大学病院へ移ったという有名な話がある．スターズル教授のような最優秀外科医でさえ問題があるとみると処分される，シビアな世界なのだ．

　このようにUCSD外科レジデンシーは正規採用されるのも生き残るのも大変だったが，レジデンシーによって明らかによりよい外科医になれた

I部●夢実現への第一歩

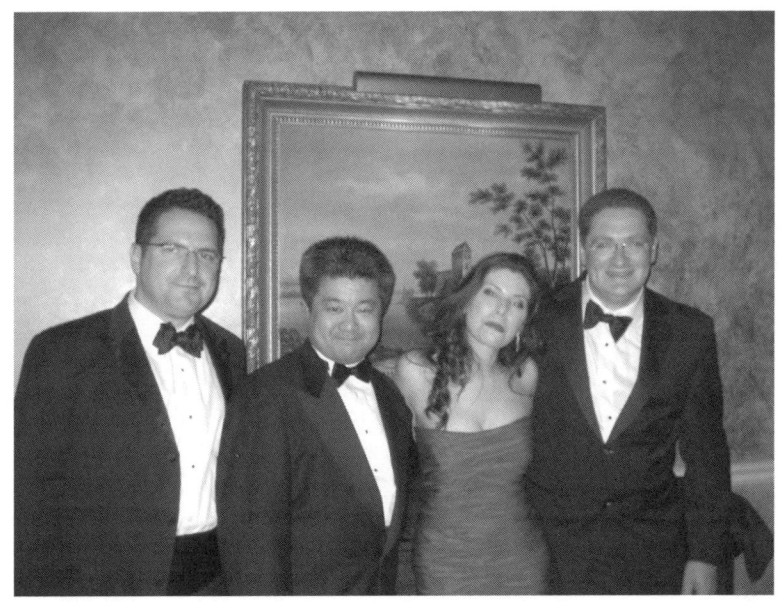

▲ 2006年5月，UCSD外科レジデンシーを生き残った同級生と卒業式

と，自信をもって言える．外科技術的なこと，すなわち日本では一般外科医が系統立てて習得する機会が少ない血管外科や外傷外科も嫌になるほど執刀できた．

　実際外科レジデンシーの5年間で膵頭十二指腸切除，食道切除や肝切除といった高度な手術を含む1200例を超える症例を執刀した．さらに，リーダーシップやコミュニケーション・スキルといった全般能力というか，ソフト面もトレーニングされたことは，ラボや外科チームを取り仕切る現在の立場になった時に大変役立っている．

レジデンシー中に行う研究

　近年は週80時間労働が強制されるようになり，レジデント自身が5年間の外科レジデンシーだけではトレーニング不足だと感じ始めてきた．そこで，多くのレジデントがレジデンシー修了後フェローシップを目指すよ

うになったため，レジデンシー中にリサーチ業績を挙げ，自分を後押ししてくれる強力なバックを作ることが重要になってきた．

僕の場合はリサーチはレジデンシーの前にソークでやったので，外科の中にバックとなってくれる人物がいなかったこと，同期に極めて優秀でなおかつ強力なバックのある同級生がいたこともあり，フェローシップ獲得は予想外に苦戦した．

一般的にレジデンシー中にする研究は，2年目と3年目の間の1－2年間，目指すフェローシップに沿った内容をという形が多く，臨床研究か基礎研究かは個々人の選択にまかせられる．

一般論として，Community-based program（一般市中病院のプログラム）は基礎研究をする設備がないので後ろ向き臨床研究をする傾向にあるが，最近はリサーチ期間に外部施設へ「国内留学」するパターンも見受けられる．一方でUniversity-based program（大学病院プログラム）では，より評価の高い（インパクトファクターの高い雑誌に載る）論文が書ける，比較的時間がかからないといった面から，基礎研究をする傾向にある．ちなみに，僕が所属するVCU外科レジデンシーで現在リサーチをしているレジデント中，2人を除いて残り全員が基礎研究をしている．

僕がレジデントのリサーチを指導する際には基礎研究をやるが，それは臨床研究で高い評価を得ようとすると，結局大規模な前向き無作為臨床試験をやらないと難しく，それを2年間で完結させるのは不可能に近いからである．レベルの低い雑誌でいいから論文を数多く出版しようという作戦もありえるが，労力がさほど変わらない割には評価はどうしても低くなる．

キャリアを選択する

フェローシップに進む人が増えたのは，修了後にはその道の専門家と認知されることで就職活動に大変有利になるという事情もある．僕が修了した腫瘍外科フェローシップは全米で16施設しかなく，毎年40人弱しか卒業させない超狭き門なので，修了後は場所さえ選ばなければ就職に困ることはない．実際僕のところにもほぼ毎週1－2件はリクルートの案内が

くる．VCUの腫瘍外科フェローシップは毎年1人しか採用しない小さなプログラムだが，毎年60-100人の応募がある．

　フェローシップ以降になると，個々人が人生に何を求めるかで選択が随分異なってくる．VCU腫瘍外科プログラムは症例数が豊富で1年にして2年分の数を満たしてしまうため，2年目は実質丸々リサーチ期間になる．このようなカリキュラムを組んでいるのはVCU以外になく，腫瘍外科臨床と同時にリサーチを再開させたかった僕のニーズにぴったりマッチした．

　フェローの採用基準は専門科や各プログラムでも異なると思うが，VCU腫瘍外科ではまずレジデントが毎年受験の義務があるABSITE（American Board of Surgery In-Training Exam；アメリカ外科学会研修試験）の成績でアシキリを行う．外国人は，市民権か永住権がないとプログラムにビザの手配という余計な手間が掛かるので，マッチの順位は下がる．また腫瘍外科フェローシップは研究志向が強いので，一般市中病院プログラム卒業者がマッチするのは難しい．

　書類審査では永住権，卒業プログラム，ABSITE点数，推薦状，論文レベルと数をみて，応募者のおおよそ3分の1が面接に呼ばれる．面接は腫瘍外科ファカルティーの1人ひとりと一対一で行われ，その日中に各ファカルティーがマッチ順位表を提出，主任教授がそれをまとめて最終的な順位表を提出する．例年VCUの順位表トップ20位まではどこかのプログラムへマッチしているようである．

　僕は幸運にもフェロー中にサラ・スピーゲル生化学・分子生物学主任教授と出会い，彼女のラボで3本の論文を出版，バージニア州の論文コンクールは2年連続で優勝することができた．スピーゲル教授はスフィンゴ脂質の細胞情報伝達の世界的権威で，臨床医である僕は癌におけるスフィンゴ脂質の働きというトランスレーショナル・リサーチの方向性を持ち込んだところ，数々の新発見をすることができた．

　フェロー2年目には当然就職活動をした．当初肝臓外科をやりたいと思いメモリアル・スローン・ケタリング癌センター（Memorial Sloan-Kettering Cancer Center）のフェローシップへ応募したが，不採用だった．

そこで腫瘍外科医として臨床と研究を両立できる施設を探したところ，メイヨー・クリニック（Mayo Clinic），UCLA他，数施設からお誘いを受けた．
　これらの施設と交渉している最中に，VCUでNIH（National Institute of Health；国立衛生研究所）のK-12グラント（研究助成金，VCU Building Interdisciplinary Research Careers in Women's Health (BIRCWH) K12HD055881）を獲得した．大学など研究施設で研究を続けるためにはグラントは不可欠で，逆に「グラントの切れ目が縁の切れ目」といわれるように研究助成金が底をついた段階でラボはお取り潰しになる．実際，3年前に2人の外科ファカルティーのラボが，そして今年1人のラボがお取り潰しになった．グラントの中でもNIHのグラントは金額も大きいので，その獲得はファカルティーとして雇用された後最初の関門となるのだ．
　このK-12はジェローム・ストラウス医学部長がPI（Principal investigator；主任研究者）であるVCUへ交付されたものであるため，VCUの外へは持ち出せない．お誘いを受けた施設もネームバリューやロケーション等とても魅力的で大変迷ったが，グラントが取れたこと，このグラントを通じて医学部長と個人的なつながりができること，そして何よりも素晴らしい学者であるスピーゲル教授と研究を続けられることからVCUに残ることに決め，外科と生化学・分子生物学の2つの部門のアシスタント・プロフェッサーを兼務することになった．

大学ファカルティーとして生き残る

詳細な評価
　外科ファカルティーとして求められているのは研究，教育，臨床，そして大学/社会への貢献の4点である．ちなみに，われわれはこれら4項目を毎年詳細に評価されている．
　例えば臨床では，1ドル単位で僕がどれだけレセプト請求して，最終的に病院へ何ドル納金できたか4半期ごとに通知してくる．全米平均を

10％上回ればボーナスだ．一方で手術室の運用時間を効率よく利用しているかを見るために，手術と手術の間の時間を計測され，これが自分のせいで遅延されたらペナルティーだ．無論合併症の数は勘定されている．研究では毎年何本のグラントを申請し，何ドル獲得したか，獲得金額が問題とされる．NIHのR-01グラントを獲得すれば昇進だ．一方，グラントが底をつけばラボはお取り潰しだ．

　論文はグラント獲得のための手段といった見方で，例えば外科系雑誌に論文を10本出版したところで，それらはグラントに結びつかないので評価は極めて低い．それでも僕が外科系雑誌に論文を出版するのは，レジデントやフェローの教育のためである．教育の評価は難しく，教育に費やした時間，ローテーションした学生，レジデントの評価表が基本となるが，僕はラボでの教育も行うので，その成果としてきっちり論文にしておくことは大事だと思っている．

　大学／社会への貢献というのは大学の委員会をやるだとかで評価されるが，僕は若輩であるのをいいことに何とかこれらを避け，その分バージニア日本協会の教育講演や市民講座などの社会貢献をしている．

　臨床，教育と研究を両立させる上で，臨床の症例数は時間とともに評判も立ち，いずれは拡大するだろうと気楽に構えている．最初に毎週手術日が1日，半日の外来が2日，必須の検討会が計5時間といわれたが，それで十分だと思った．当然，このような時間配分ではボーナスはおろか，症例数で全米平均に達したことなど一度もない．教育に関しては，無論手術中や外来ではずっと話しっぱなしで教えているが，学生相手のセッションも毎週1日，月に平均して指導医回診を2－4回といった具合でやっており，他の指導医に比べれば格段にライトだ．一方で，継続して臨床の現場にいることで自分の経験や知識を未来の外科医たちのために活かせる喜びは味わえる．

ヒト・モノ・カネ・情報の確保

　さてNIHのK-12グラントは獲得したものの，これは僕の給料でほぼな

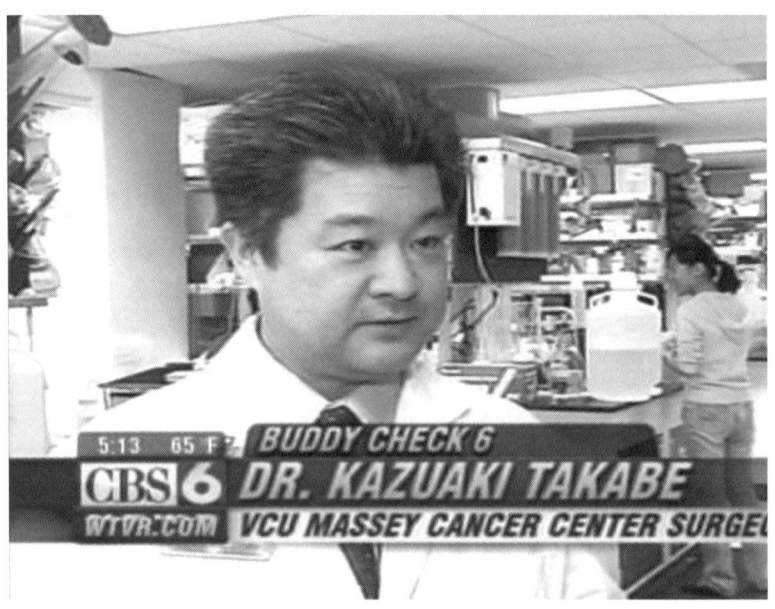

▲ 2009年6月，研究内容がメジャーネットワークテレビのCBSニュースで取り上げられた．

くなってしまい，別にラボの運営費としてスタートアップ・ファンド（最初の研究開始資金）が必要だった．ところが契約時に約束されていた外科医局からの支援が，実際には得られなかった．研究資金がなければラボはただの絵に描いた餅なので大変焦ったが，本人も免疫学教授を兼務するベア腫瘍外科主任教授が機転を利かし，ストラウス医学部長と直接交渉したところ，何と医学部長直轄予算から年間15万ドルを3年間という破格のスタートアップをもらうことができた．これはK-12グラントを通じて医学部長と個人的なつながりを持てたからだと思っている．さらに，初年度は12本のグラントを提出しまくったところ，運よくスタートアップとほぼ同額のグラント，Career Catalyst Research Grant（KG090510）をSusan G. Komen for the Cure財団から獲得することができた．

　次にヒトだが，ポンといって優秀な人材が降ってくるわけもないので，まずは僕の1学年下の腫瘍外科フェロー，ロジャー・キムを言いくるめて，

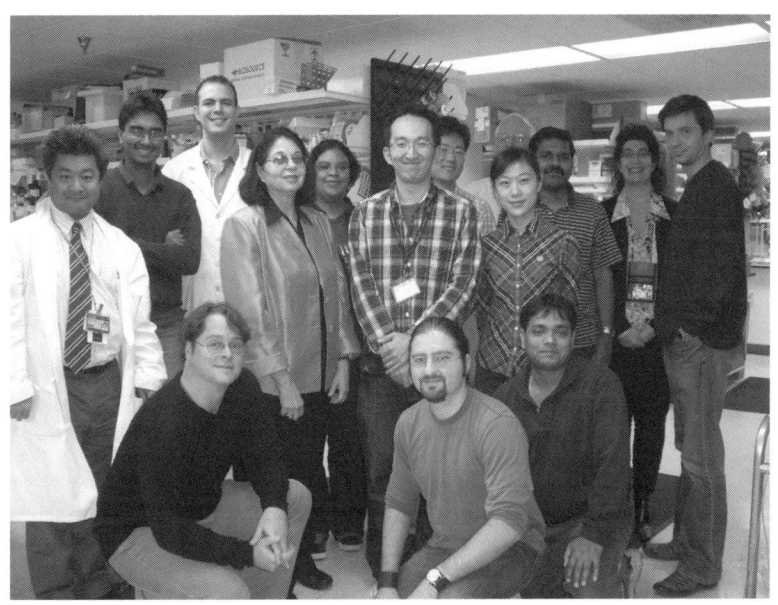

▲スピーゲル主任教授(ピンクのジャケット)のラボのメンバー——僕のラボのメンバーは左から僕,後列のスブ君,白衣のオマー君,中央チェックシャツの永橋君の4人.

　僕のラボで研究させるのに成功した.彼に目の前のプロジェクトを遂行させる一方,新潟大学から大学院を修了した永橋昌幸先生を受け入れる手はずを整え,さらに優秀なPhD(理学博士)のポスドク,スブ・ラマチャンドランを三顧の礼を持って受け入れた.

　フェローは1年でいなくなってしまうこと,さらにファカルティーとしての評価は臨床業績,研究業績に加えて教育業績も問われることから,リサーチ期間の外科レジデント,オマー・ラシードも受け入れた.彼はデューク大学医学部と法学部を同時に卒業,昨年リサーチ期間中にアメリカ司法試験を合格した秀才だ.これで,分子生物学的アプローチと実験はスブ君に,動物の手術など外科的手技はオマー君に,そして病理学的解析と総合的なアプローチとして永橋君をあて,3人チームでデータ量産体制を構築した.

　最後にモノと情報だが,スピーゲル生化学・分子生物学主任教授のラボ

夢ノムコウ ● chapter 6　　**129**

は昨年9月にサイエンスに1本，今月はネイチャーに1本論文を出版するなど目を見張るような成果を挙げ続けている．正直，スフィンゴ脂質研究においては彼女のラボほど最新のモノと情報が集まっているところは世界中どこにもないので，僕らのグループはあたかも寄生虫のように彼女のラボの一部のような顔をして居ついている．

　これは臨床家がPIをする時には大変重要なポイントで，われわれは四六時中ラボにいられない分，生産性を高めるためには自分の研究員が他のラボの研究員と常時接触を持つような環境におかないと，何か問題が生じたときに工程がストップしてしまうのだ．

　少なくとも過去1年間はこの作戦は当たり，グループとして *Journal of Biological Chemistry* を含めた計8本の論文を出版，提出することができた．何よりもうれしいのは，ラボのメンバーがみな日々嬉々として研究に没頭していることだ．毎週のラボのミーティングでは興奮のあまり議論が白熱することもしばしばで，学会に連れて行っても連日朝7時から夜8時の最後のセッションまで粘ったあげく，毎晩飯の間中その日見聞きしたことで大議論になったりと，メンバーの皆がそれぞれ大いに盛り上がってサイエンスを楽しんでいる．

夢ノムコウ

激しい競争社会の理由

　外科レジデンシーとフェローシップを修了した今の立場から振り返って，果たして7年間の長期に及んだトレーニングは価値があったか？　結論から言えば，今の僕のポジションは，臨床とグラントに常時急き立てられながらも，やる気満々のレジデントたちとポスドクたちに囲まれとてもハッピーなので，ここに至るまでの過程には無駄は何もなかったように思っている．

　ソークでの研究がなければ今のポジションはないし，UCSDでの臨床ト

レーニングがなければ今のポジションはない．移植外科のように人手不足でフェローだけをやって大学のファカルティーになる人もいるが，レジデンシー・トレーニングがなければ今のようにラボを運営したり，病棟チームを率いたりするのは難しいのではないかと思う．

　知っての通り，アメリカは激しい競争社会だ．その競争はレベルによって形こそ違え終わることはなく，どれだけ上のレベルに上がっても常に評価され，ふるいにかけられ続ける．反面，競争に生き残り続ければ，それに見合った報酬とステータスが約束されるので，それを目指して競争を逆に楽しみ，自分の力を試したいと思えるガッツのある人にはこの社会は向いている．

　こう話すとアメリカは格差社会で大変だと言われる方が多いのだが，実際10年単位で同級生などを見ていると，日本で働いていても最終的にはふるいにかけられている．例えば，日本で10年以上外科医として関連病院をローテートした後に一般開業した場合，その10年以上の手術のトレーニングはどれだけ役に立つだろうか．

　アメリカの場合は外科レジデントの採用，進級の過程で早期に正面切ってふるいにかけているだけで，逆に将来家庭医になるのなら，早いうちに家庭医としてのトレーニングを受けたほうが役に立つのではないかと思えるのだ．ちなみにUCSDのインターンの時クビになった同級生は今アリゾナで麻酔科医をしており，4年目でクビになった同級生は企業コンサルタントとして僕の何倍もの年収を得ている．何割り増しではない，倍数である．

夢のその先にある夢

　臨床トレーニングを修了した後，アメリカで働く最大の魅力は自分の将来は自分に決定権があり，自分の夢を追い続けられることだと思う．自分が人生に何を求めるか．給料か，住むロケーションか，ステータスか，仕事内容の面白みか，家族の希望か．個々人によってそれは千差万別で，これに良い悪いや順番は存在しない．アメリカではそれを自分で選択できる

【留学先の情報】

David Easter, MD
Residency Program Director
Department of Surgery
University of California San Diego
200 West Arbor Drive
San Diego, California 92103-8220
Tel: +1-619-543-6711
Fax: +1-619-543-5869
URL ● http://surgery.ucsd.edu/Pages/default.aspx

Harry Bear, MD, PhD
Fellowship Program Director
Division of Surgical Oncology, Department of Surgery
Virginia Commonwealth University
West Hospital 7-406
1200 East Broad Street, P.O. Box 980011
Richmond, Virginia 23298-0011
Tel: +1-804-828-9322
Fax: +1-804-828-4808
URL ● http://www.surgery.vcu.edu/

自由がある．教授や医局の方針やしがらみではなく，自分で，である．
　臨床トレーニングを修了すれば，職場では仕事のパートナーという立場になる．所属しているグループに貢献し続けられる者，有用であり続ける者は重用され，そういう者は他の大学や施設へ移ることもしばしばである．ある意味 FA を取得した大リーガーと同じで，無論監督に気に入られるのも大事だが，優秀な成績を上げれば自分の意思で好きなチームへ移動することができる．役に立ちさえすれば，自分の商品価値が高くさえあれば，自分が人生に求めるものに従って，移動することも昇給することも可能な

のである.

　日本でアメリカ臨床医学留学を目指している人たちの多くは，レジデンシーやフェローシップにかける夢はイメージしていても，その先，その夢の向こうの話は知る機会が少ないためか，あまりイメージしていないように思う．僕はアメリカで働いているので日本に帰って働く場合については言及できないが，アメリカで働き続けた場合，夢の向こうには，まだその先の夢が待っている，ということをお伝えしたいと思う．

　僕自身，まだまだもっと良い外科診療ができる，もっと良い教育もできる，ひょっとすると癌も治せるようになるかもしれないと，まるで高校生が夢描くような途方もない夢を持ち続けている．アラフォーになっても大きな夢をもって，それを追い続けられるのは，とても幸せなことだと思っている．

　追記

　今までの経緯をご覧になられてわかるように，僕のキャリアは数多くの優れた指導者，先輩，友人，同僚など周囲に支えられて，はじめて成しえたものである．この場を借りて厚く御礼申し上げたい．また，僕が夢を追い続けていられるのも献身的に支えてくれている妻の純子あってのことだと深く感謝している．ありがとう．

【参考文献】
一般外科レジデンシー応募前の業績
論文
1) Shoh Tatebe, Hajime Ohzeki, Haruo Miyamura, Jun-ichi Hayashi, Masahide Hiratsuka, Eiji Sunami, Kazuaki Takabe and Shoji Eguchi. Carney's Complex in Association With Right Atrial Myxoma. *Annals of Thoracic Surgery* 1994; 58: 561-562. PMID: 8067869.
2) Toru Kubota, Kazuaki Takabe, Meng Yang, Hitoshi Sekido, Itaru Endo, Yasushi Ichikawa, Shinji Togo and Hiroshi Shimada.

Minimum Size for Remnant and Transplanted Livers in Rats.
Journal of Hepato-Biliary Pancreatic Surgery 1997; 4: 398-404.

3) Kazuaki Takabe, Yukio Nakatani, Hiroshi Kanaya, Atushi Takimoto, Itaru Endo, Hitoshi Sekido and Hiroshi Shimada.
Segmental Pericholangial Fibrosis: A Peculiar Benign Fibrosing Disease at the Hepatic Hilum. *Journal of Pediatric Surgery* 1997; 32, No 12: 1767-1770. PMID: 9434023.

4) Kazuaki Takabe, Shigeo Ohki, Osamu Kunihiro, Takeshi Sakashita, Itaru Endo, Yasushi Ichikawa, Hitoshi Sekido, Teruaki Amano, Yukio Nakatani, Keiichirou Suzuki, and Hiroshi Shimada.
Anisakidosis: A Cause of Intestinal Obstruction from Eating "Sushi".
American Journal of Gastroenterology 1998; 93: 1172-1173. PMID: 9672357.
—— This paper was cited in page 1269 of "Harrison's Principles of Internal Medicine 15th Edition".

5) Jean-Jacques Lebrun, Kazuaki Takabe, Yan Chen, Wylie Vale.
Roles of Pathway-Specific and Inhibitory Smads in Activin Receptor Signaling.
Molecular Endocrinology 1999; 13: 15-23. PMID: 9892009.

6) Lili Wang, Kazuaki Takabe, Scott M. Bidlingmaier, C. Richard III, and Inder M. Verma.
Sustained Correction of Bleeding Disorder in Hemophilia B Mice by Gene Therapy.
Proceedings of National Academy of Science USA 1999; 96: 3906-3910. PMID: 10097136

7) Kazuaki Takabe, Jean-Jacques Lebrun, Yoji Nagashima, Yasushi Ichikawa, Masato Mitsuhashi, Nobuyoshi Momiyama, Takashi Ishikawa, Hiroshi Shimada, and Wylie Vale.
Interruption of Activin A Autocrine Regulation by Antisense Oligodeoxynucleotides Accelerates Liver Tumor Cell Proliferation.
Endocrinology 1999; 140: 3125-3132. PMID: 10385405.

8) Kazuaki Takabe, Tetsuya Ohtani, Ichiro Muto, Yukio Takano, Takaharu Miyauchi, Hiroki Kato, Hitoshi Sekido, Shigeo Ohki, Katsuyoshi Hatakeyama, and Hiroshi Shimada.
Computed Tomography (CT) Findings of Gastric Rupture after Blunt Trauma
Hepato-Gastroenterology 2000; 47, 33: 901-903. PMID: 10919058.

抄録

1) <u>Kazuaki Takabe</u>, Yasushi Ichikawa, Takashi Ishikawa, Nobuyoshi Momiyama, Yoji Nagashima, and Hiroshi Shimada (1996).
Quantitative Detection of Activin A mRNA in The Liver by Competitive PCR.
Hepatology 24: (4) 1831 Part 2 Suppl October 1996.

2) <u>Kazuaki Takabe</u>, Yasushi Ichikawa, Yoji Nagashima, Takashi Ishikawa, Nobuyoshi Momiyama, Yuzuru Eto, Masato Mitsuhashi and Hiroshi Shimada (1997).
Activin A Antisense Oligodeoxynucleotides Accelerate Hepatic Cell Proliferation.
Gastroenterology 112: (4), Suppl; A1393 April 1997.

3) Jean-Jaques Lebrun, <u>Kazuaki Takabe</u>, Yan Chen, Wylie Vale (1998).
Ligand-dependent Association of Smad2 and Smad3 with the Activin Receptor Complex.
Program & Abstracts 80th Annual Meeting of the Endocrine Society 1998; 449, P3-306.

4) <u>Kazuaki Takabe</u>, Jean-Jaques Lebrun, Yasushi Ichikawa, Joan Vaughn, Masato Mitsuhashi, Yoji Nagashima, Hiroshi Shimada, and Wylie Vale (1998).
Use of an Antisense Oligonucleotide Approach to Assess the Role of Activin as an Anti-proliferative agent in the Liver.
Program & Abstracts, 80th Annual Meeting of the Endocrine Society 1998; 104, OR39-6.

5) <u>Kazuaki Takabe</u>, Lili Wang, Ezra Wiater, Louise M. Bilezikjian, Inder M. Verma, and Wylie Vale (1999).
Recombinant Adenovirus Vector Encoding Follistatin: A Potential Tool to Stimulate Liver Regeneration.
Hepatology 30: (4) 248A-248A Part 2 Suppl., #351 October 1999.

6) <u>Kazuaki Takabe</u>, Lili Wang, Cynthia J. Donaldson, Ezra M. Wiater, Louise M. Bilezikjian, Inder M. Verma and Wylie Vale (2000).
Adenovirus-mediated Overexpression of Follistatin Enlarge the Intact Liver in Rats.
Program & Abstracts, 82nd Annual Meeting of the Endocrine Society 2000; 247-8, 1014.

7) <u>Kazuaki Takabe</u>, Lili Wang, Leigh A. MacConell, Angela M Leal, Ezra Wia-

ter, Louise M. Bilezikjian, Inder M. Verma, and Wylie Vale (2000).
Adenovirus-mediated Overexpression of Follistatin Results in Enlargement of the Liver in Normal Adult Rats.
Hepatology 32: (4), Pt.2 Suppl; 321A, #642 October 2000.

8) <u>Kazuaki Takabe</u>, Yasumi Shintani, Toru Kubota, Hiroshi Shimada and Wylie Vale (2001).
Effects of Massive Liver Removal on Serum Follistatin Levels.
Program & Abstracts, 83rd Annual Meeting of the Endocrine Society 2001; 361, P2-317.

9) <u>Kazuaki Takabe</u>, Yasumi Shintani, Toru Kubota, Hiroshi Shimada and Wylie Vale (2001).
Serum Follistatin Level as an Early Detection Marker of Post-hepatectomy Liver Failure: Using Our Novel Rat 90% Hepatectomy Model.
Gastroenterology 120: (5), 1787 Suppl; Apr 2001.

表彰

07/1992 Third prize, Fifth All Japan Medical Graduate Manuscript Contest.
10/1999 President's Choice Poster Presentation.
50th Annual Meeting American Association for the Study of Liver Disease

一般外科レジデンシー中の業績

論文

9) Angela M.O. Leal*, <u>Kazuaki Takabe</u>*, Lili Wang, Leigh A MacConell, Louise M. Bilezikjian, Inder M. Verma and Wylie Vale.
* A.M.O.L. and K.T. contributed equally to this work.
Effect of Adenovirus-mediated Overexpression of Follistatin on Gonadotropin Secretion in vitro and in vivo.
Endocrinology 2002; 143: 964-969. PMID: 11861519.

10) Yukiko Mori, Hiroshi Nishii, <u>Kazuaki Takabe</u>, Hideo Shinozaki, Naoki Matsumoto, Keitaro Suzuki, Hiroshi Tanabe, Akihiko Watanabe, Kazuhiko Ochiai and Tadao Tanaka.
Pre-operative Diagnosis of Malignant Transformation arising from Mature Cystic Teratoma of the Ovary.
Gynecologic Oncology 2003; 90, 2: 338-341. PMID: 12893196.

11) Kazuaki Takabe, Lili Wang, Angela M.O. Leal, Leigh A MacConell, Ezra Wiater, Tomoaki Tomiya, Akihiko Ohno, Inder M. Verma and Wylie Vale.
Adenovirus-mediated Overexpression of Follistatin Enlarges Intact Liver of Adult Rats.
Hepatology 2003; 38, 5: 1107-1115. PMID: 14578849.
12) Kazuaki Takabe, Peter R. Holman, Kenneth D. Herbst, Catherine A. Glass, Michael Bouvet.
Successful Perioperative Management of Factor X Deficiency Associated with Primary Amyloidosis.
Journal of Gastrointestinal Surgery 2004; 8: 358-362. PMID: 15019934.
13) Kazuaki Takabe, Waddah Al-Refaie, Brian Chin, Stephen M. Baird, Sarah L. Blair.
Can Large B-cell Lymphoma Mimic a Cyst Lesion of the Spleen?
International Journal of Gastrointestinal Cancer 2005; 35, 1: 83-88. PMID: 15722578.
14) Kazuaki Takabe, Joshua I Greenberg, Sarah L Blair.
Giant Peritoneal Loose Bodies.
Journal of Gastrointestinal Surgery 2006; 10, 3: 465-468. PMID: 16504897.
15) Marek Dobke, Christopher Chung, Kazuaki Takabe.
Facial Aesthetic Preferences among Asian Women. – Are All Oriental Asians the Same?
Aesthetic Plastic Surgery 2006; May-Jun; 30 (3) :342-347. PMID: 16547625.
16) Kazuaki Takabe
Hernia Sac Laparoscopy under Spinal Anesthesia for Evaluation of Reduced Incarcerated Inguinal Hernia.
Journal of Gastrointestinal Surgery 2007; Aug; 11 (8) :1081-1082. PMID: 17440793.
17) Joseph Mareno Jr, Kazuaki Takabe, Omar Bakhtar, and Sonia Ramamoorthy.
Image of the month--quiz case. Heterotopic gastric mucosa
Archives of Surgery 2008; May; 143 (5) :513-514. PMID: 18490565.

抄録

10) Tomoaki Tomiya, Kazuaki Takabe, Yukiko Inoue, Kazuaki Tejima, Mikio Yanase, Masahiro Arai, Hitoshi Ikeda, Wylie Vale and Kenji Fujiwara (2002).
Serum Follistatin Level Predict Liver Regeneration in Hepatectomized Pa-

tients.
Hepatology 36: (4) , 1124 Part 2 Suppl. S October 2002.
11) Kazuaki Takabe, and Wylie Vale (2003) .
Activin inhibits liver regeneration from overgrowing.
Journal of the American College of Surgeons 197: (3) , Suppl; S80 October 2003.
12) Kazuaki Takabe, Tomoaki Tomiya, and Wylie Vale (2004) .
Serum Follistatin Levels Predict the Extent of Liver Regeneration After Hepatectomy in Human and Rat Models.
Journal of the American College of Surgeons: 199 (3) , Suppl; S87 September 2004.
13) Kazuaki Takabe (2006)
Hernia Sac Laparoscopy under Spinal Anesthesia for Evaluation of Reduced Incarcerated Inguinal Hernia.
Surgical Endoscopy and Other Interventional Techniques: 20 (Suppl 1) ; S170.
14) Tommy Y Yen, Denise Kalmaz, Kazuaki Takabe, Jose A Acosta, Gordon C Hunt. (2006)
Massive lower gastrointestinal bleeding in a patient newly diagnosed with human immunodeficiency virus.
American Journal of Gastroenterology 101 (9) : S252-S253 606 Suppl. S, SEP 2006.

表彰
- 2002 -   Who's Who in America
- 03/2002 First Prize Winner
    San Diego Society of General Surgeons Resident Paper Competition
- 04/2003 Prize Winner
    San Diego Chapter of American College of Surgeons, Paper Competition
- 05/2003 Third Prize, 342th Sankei Paper Competition "My Medical Reform"
- 10/2003 Surgical Forum Presenter
    American College of Surgeons 89th Annual Clinical Congress
- 10/2004 Surgical Forum Presenter
    American College of Surgeons 90th Annual Clinical Congress

06/2005   9th Yujin Memorial Young Investigator Award,
Niigata University School of Medicine, Japan

腫瘍外科フェローシップ中の業績

論文

18) <u>Kazuaki Takabe</u>, Steven W. Paugh, Sheldon Milstien, and Sarah Spiegel.
"Inside-Out" Signaling of Sphingosine-1-Phosphate: Therapeutic Targets.
Pharmacological Reviews 2008 60: 181-195. PMID: 18552276
19) Dai Shida, <u>Kazuaki Takabe</u>, Dmitri Kapitonov, Sheldon Milstien, and Sarah Spiegel.
Targeting SphK1 as a New Strategy against Cancer.
Current Drug Targets 2008 Aug;9 (8) :662-73. PMID: 18691013.
20) Dai Shida, Xianjun Fang, Tomasz Kordula, <u>Kazuaki Takabe</u>, Sandrine Lepine, Sergio E. Alvarez, Sheldon Milstien, and Sarah Spiegel.
Crosstalk Between LPA1 and EGF Receptors Mediates Upregulation of Sphingosine Kinase 1 to Promote Gastric Cancer Cell Motility and Invasion.
Cancer Research 2008 Aug 15;68 (16) :6569-77. PMID: 18701480

抄録

15) <u>Kazuaki Takabe</u>, Tomoaki Tomiya, Wylie Vale (2007) .
Serum Follistatin Levels Immediately after Hepatectomy Predict the Extent of Liver Regeneration.
Annals of Surgical Oncology 14: (2) : 100 P229.
16) Tomoaki Tomiya, <u>Kazuaki Takabe</u>, Yukiko Inoue, Kazuaki Tejima, Hitoshi Ikeda, Takako Nishikawa, Naoko Watanabe, Natsuko Ohtomo, Masao Omata, Wylie Vale, Kenji Fujiwara (2007) .
Serum follistatin levels as a marker of hepato-gastrointestinal carcinomas.
Journal of Gastroenterology and Hepatology 22: A192-A192, Suppl. 2.
17) <u>Kazuaki Takabe</u>, Poulami Mitra, Sarah Spiegel (2008) .
ABC transporters, ABCC1 and ABCG2, are involved in estradiol-induced export of sphingosine 1-phospate from human breast cancer cells.
AACR Annual Meeting 2008 Proceedings 49; April 2008: P1085 #4564.
18) <u>Kazuaki Takabe</u>, Paulami Mitra, and Sarah Spiegel (2008) .
The role of ABC transporter in export of sphingosine 1-phosphate from breast cancer cell.

Journal of Women's Health 17: 8, 1239, P-34 October 2008.

表彰

 10/2006 First Prize Winner of Resident Paper Competition,
      Virginia Chapter of American College of Surgeons
 10/2007 First Prize Winner of Resident Paper Competition
      Virginia Chapter of American College of Surgeons
 12/2007 One of America's Top Surgeons 2007
      Consumers' Research Council of America
 06/2008 Second Prize Winner - Basic Science Research
      5th Annual VCUHS Resident Research Day

ファカルティー（アシスタント・プロフェッサー）としての業績
論文

21) Roger H. Kim, <u>Kazuaki Takabe</u>, Sheldon Milstien, and Sarah Spiegel.
Export and Functions of Sphingosine-1-Phosphate
Biochimica et biophysica acta – Molecular and Cell Biology of Lipids 2009 Jul; 1791 (7) : 692-696. PMID: 19268560.

22) <u>Kazuaki Takabe</u>, Katsuyoshi Hatakeyama.
Computed Tomography (CT) is Useful for Preoperative Workup of Gastric Rupture Caused by Blunt Trauma.
Surgery Today 2009; 39 (12) : 1109. PMID: 19997812.

23) Roger H Kim, <u>Kazuaki Takabe</u>, C. Gregory Lockhart.
A hybrid technique: video-assisted thoracoscopic surgery (VATS) pulmonary resections for community-based surgeons.
Surgical Endoscopy and Other Interventional Techniques 2010 Mar;24 (3) :700-4. PMID: 19585065.

24) <u>Kazuaki Takabe</u>, Roger H. Kim, Jeremy C. Allegood, Poulami Mitra, Subramaniam Ramachandran, Masayuki Nagahashi, Kuzhuvelil B. Harikumar, Nitai C. Hait, Sheldon Milstien, and Sarah Spiegel.
Estradiol Induces Export of Sphingosine-1-Phosphate from Breast Cancer Cells via ABCC1 and ABCG2.
Journal of Biological Chemistry 2010 Apr 2;285 (14) :10477-86. PMID: 20110355.

25) Roger H Kim, <u>Kazuaki Takabe</u>.
Methods of Esophagogastric Anastomoses following Esophagectomy for

Cancer: A Systematic Review.
Journal of Surgical Oncology 2010; May 1;101 (6) :527-33. PMID: 20401920.
26) Masayuki Nagahashi, Subramaniam Ramachandran, Omar M. Rashid, <u>Kazuaki Takabe</u>.
Lymphangiogenesis: A new player in cancer progression.
World Journal of Gastroenterology 2010 Aug 28;16 (32) :4003-4012.
27) Subramaniam Ramachandran, Dai Shida, <u>Kazuaki Takabe</u>, Masayuki Nagahashi, Sheldon Milstien, and Sarah Spiegel.
Lysophosphatidic acid-stimulated gastric cancer cell proliferation is mediated via ERK 1-dependent upregulation of sphingosine kinase 1 transcription
FEBS Letter (in press).
28) Omar M. Rashid, Masayuki Nagahashi, Subramaniam Ramachandran, Sheldon Milstien, Sarah Spiegel, and <u>Kazuaki Takabe</u>.
Exon-based Clustering of Murine Breast Tumor Transcriptomes Demonstrates the Optimal Mouse Breast Cancer Metastasis Model for Translational Research.
Cancer Research (submitted).

抄録

19) Roger H Kim, <u>Kazuaki Takabe</u>, Jeremy C. Allegood, Paulami Mitra, and Sarah Spiegel (2009).
Estradiol, but not Epidermal Growth Factor, stimulates rapid production and export of sphingosine 1-phosphate from human breast cancer cells.
Annals of Surgical Oncology 16: Suppl 1, February 2009; 38 p24
20) <u>Kazuaki Takabe</u>, Jeremy C. Allegood, Roger H. Kim, Poulami Mitra, Subramaniam Ramachandran, Masayuki Nagahashi, Kuzhuvelil B. Harikumar, Nitai C. Hait, Sheldon Milstien and Sarah Spiegel (2009).
Estradiol-Mediated Export of Sphingosine 1-Phosphate from Breast Cancer Cell Is Via Non-Genomic Effect of Estrogen Receptor and Not GPR30.
Journal of Women's Health 18: 10, 1489 OCT 2009.
21) Nagahashi M, Kim RH, Allegood JC, Ramachandran S, Spiegel S, <u>Takabe K</u>.
Estradiol-Induced Sphingosine-1-Phosphate Is Released via ABCC1 and ABCG2, and Activates ERK1/2.
Journal of Surgical Research. 2010 Feb;158 (2) :399. PMID: 20106275.
22) Rashid OM, Kim RH, Allegood JC, Ramachandran S, Nagahashi M, Spiegel

S, Takabe K.
Non-Genomic ER-Alpha but Not GPR30 Is Involved in Estradiol-Mediated Release of Sphingosine-1-Phosphate from Breast Cancer.
Journal of Surgical Research. 2010 Feb;158 (2) :398-9. PMID: 20106271.

23) Masayuki Nagahashi, Subramanam Ramachandran, Omar Rashid, Sheldon Milstien, Sarah Spiegel, Kazuaki Takabe (2010).
Sphingosine Kinase 1: A New Target against Breast Cancer.
Annals of Surgical Oncology 17: Suppl 1, February 2010; S45 P27.

医学専門誌編集委員（エディトリアル・ボード）

4/2009 -   Permanent Faculty of the International Postgraduate School of the International Association of Surgeons Gastroenterologists and Oncologists
09/2009 - Editorial Board Member, World Journal of Gastroenterology
02/2010 - Editorial Board Member, Global Journal of Surgery
07/2010 - Nature Reader Panel
08/2010-   Editional Board Member, Journal Thoracic Disease

表彰

03/2009   Finalist Best Poster Contest at 62nd Annual Cancer Symposium, Society of Surgical Oncology
05/2009   Patients' Choice award, MDx Medical Inc, NJ
11/2009   Photo Contest Winner, Southeastern Regional Lipids Conference
03/2010   Patients' Choice Award, MDx Medical Inc, NJ

chapter 7

日本と米国の移植外科をつなぐ橋わたしに

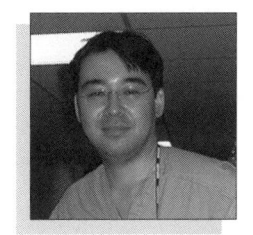

マウントサイナイ医科大学
移植外科

十川　博

January 1999-June 2000
Research Fellow
Transplantation Unit
Massachusetts General Hospital

July 2001-June 2006
General Surgery-Categorical Resident
Surgical Residency Program
State University of New York at Stony Brook

July 2006-June 2008
Clinical Fellow
Multi-Organ Transplant Surgery Fellowship
Recanati/Miller Transplantation Institute
Mount Sinai School of Medicine/ Mount Sinai Medical Center

❖要旨❖

　米国で一般外科研修をするのは難しいが不可能ではない．移植外科フェローシップ研修は，米国で一般外科を修了していなくても応募することができる．一旦，フェローシップを終えると米国で指導医として働くという選択肢が与えられる．ただし，米国での一般外科専門医の資格を持っていないとなかなか難しい．日本で，全国の有望な外科医専門医たちを1，2カ所に集めトレーニングする移植外科フェローシップを早急につくる必要がある．それまでは，米国で移植外科を学ぶ必要があるだろう．

私は，1995年に滋賀医科大学を卒業後，在沖縄米国海軍病院インターンを経て，東京女子医大消化器病センター外科にて医療錬士を3年間務め，ハーバード大学マサチューセッツ総合病院（Harvard Medical School/Massachusetts General Hospital；MGH）の移植外科にて研究留学した．さらに，ニューヨーク州立大学ストーニーブルック校（State University of New York Stony Brook）の5年間の一般外科レジデンシーを終えた後に，ニューヨークのマウントサイナイ医科大学（Mount Sinai School of Medicine）で移植外科の臨床フェローを終え，現在はAssistant Professor of Surgeryとしてマウントサイナイに残り，肝移植，小腸移植，多臓器移植，肝切除などの臨床をしている．米国での移植外科のフェローシップでの実際を中心に，フェローシップ後の指導医としての残り方も含めてここでは論じたい．

移植外科医になるためのトレーニングを求めて

肝移植との出会い

　大学時代に，"手術のできる外科医"になることを目標にした私は，外科レジデンシーが整備された米国での外科臨床研修を考え始めた．当時，滋賀医大第一外科に岸田明博（現手稲渓仁会病院外科）先生が，米国での外科研修を終えて日本に戻られ，その系統だった指導法に感銘を受け，米国外科レジデンシーの話に刺激を受けた．

　また，ピッツバーグ大学での肝臓の異種移植のニュースが「ニューズウィーク」（日本版）に特集されており，肝移植自体に興味をもっていたのに加え，さらに私を肝臓外科へと進ませたのは，東京女子医大で高崎健教授の，エレガントな肝切除に魅せられたからということがある．

　さて，日本人外科医で，米国に臨床研修する人は様々なルートを通っているように思われる．私の場合は，日本の研修の後，米国に研究留学し，

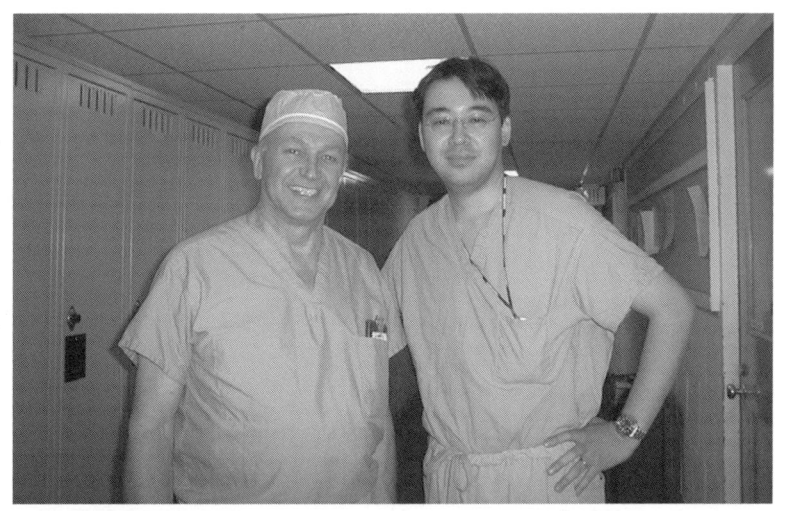

▲ MGH（Massachusetts General Hospital）の Cosimi 教授と筆者（筆者右）

　一般外科のトレーニング自体を米国で行って，さらに米国の移植外科のフェローシップに進んだ．これはレジデントとフェローをその順番で行ったという点において正攻法であるが，近年の（私のときは外科は比較的不人気であった）米国学生間の一般外科の人気の高まり（日本での外科の不人気とはうらはらに）を考えると，この方法は不可能ではないが，あまり現実的ではない．

　日本で，移植外科医になるには特別な医局に入り，その中で術者になる競争に勝ち抜かねばならないように思われる．あるいは，医局での順位が上がらなければ，術者としてのトレーニングは受けにくいのではなかろうか？　そういう意味から言えば，移植を積極的にやっていない医局に属していたり，移植外科の医局にいても若いうちに移植外科のトレーニングを積極的に受けたいという場合には，米国での移植外科のフェローシップは，真剣に考慮するに値するであろう．

　米国で臨床研修を受けるには USMLE（United States Medical Licensing Examination）を受けて ECFMG（Educational Commission for Foreign Medical Graduates）certificate を取得せねばならない．現在，臨床

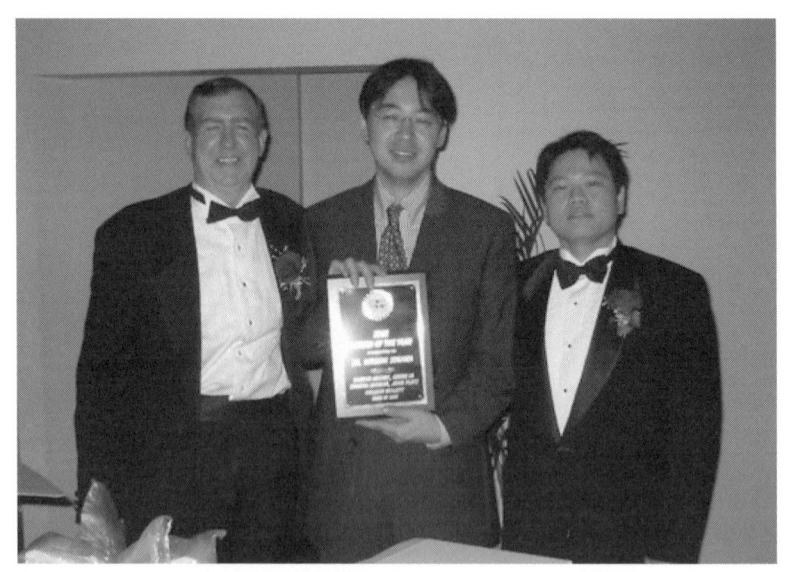

▲ Stony Brook で Intern of the year 受賞時（筆者中央）

留学の手引きはあまた出回っており，USMLE の試験対策もインターネット上にも情報は十分にあるので，今回はそれについて書くのは控える．私が米国一般外科のレジデンシーに入ったストラテジーおよび一般外科研修については他に書いているので参照いただきたい[1, 2]．

過酷な移植外科フェローシップ

肝移植について言えば，やはりピッツバーグ（もとはコロラドだが）から始まったと言えよう．肝移植の父 Thomas Starzl 教授の功績なしに肝移植は語れない．MGH で師事した Ben Cosimi 教授もコロラド大学出身で，学生時代に Starzl 教授の影響を受けている．また，ニューヨークで最初に肝移植を始めたのはマウントサイナイにいた Charie Miller 教授であるが，彼も最初に肝移植をスタートする前にピッツバーグに見学に赴いた．

現在においては米国で，肝移植自体はもう確立した医療であるし，名高

い大学病院では大抵やっている．実際のところ，UNOS（United Network of Organ Sharing）*のデータによると2009年には1年間で米国で6320件の肝移植（その内219件が生体肝移植である），180件の小腸移植，1万6831件の腎移植（その内6389件が生体腎移植），379件の膵移植，854件の膵腎同時移植，2211件の心移植，1660件の肺移植，30件の心肺同時移植が行われている．

　* http://www.unos.org

外国人に開放されたプログラム

　移植外科のフェローシップは，通常2年間で，5年間の一般外科を終えた後に，進むことができる．米国で一般外科のトレーニングを受けていない外科医を受け入れることは他のフェローシップではまれであるが，移植外科は長時間労働で古い言葉で言えば，3K職場であり，米国の一般外科レジデントたちにはあまり人気がない．したがって，外国人への門戸は広い．

　つまり，他の外科系のフェローシップと違って，米国で一般外科のトレーニングを受けていなくても，本国で一般外科の研修を終えていれば，米国で移植のトレーニングを受けることは可能である．

　米国人で移植外科に行く人たちは一種のパワーエリート的，あるいは"Crazy"な人たちが多い．医学生やレジデントになんで移植外科なんかやっているんだと質問されると"Because I am crazy"と答えることにしている．まあ，それは冗談であるが，よほどの覚悟がないと移植外科はつとまらないというのが，本音のところである．ドナーの連続で連続3日間ぐらい寝ないで手術していると，やはり人間疲れてくる．

　フェローシップは米国移植外科学会（American Society of Transplant Surgeons；ASTS）*の認定を受けているけれども，ACGME（Accreditation Council for Graduate Medical Education；卒後医学研修認定委員会）のもとのトレーニングプログラムではない．であるから，有名な週80時間労働（80 hours rule）[3]の制限はないところが多い．しかしながら，マウ

ントサイナイではニューヨーク州からの指導により 80 時間労働を今年になって遵守するようになった．私の年からは移植フェローシップ（Abdominal Transplant Surgery Fellowship）も NRMP（National Resident Match Program）のフェローマッチに参加するようになった．
　＊ http://www.asts.org

　フェローシップを始める前年の 6 月にマッチが行われる．であるからレジデント 4 年目の冬から春にかけて，面接のために各地を転々とすることになる．全米で約 70 のプログラムがあり，71 のフェローポジションがあるが，実際にはマッチ外でのフェローポジションがかなりあると思われる．
　米国で一般外科のトレーニングを受けている人たちにとっては，移植外科のプログラムは選び放題という感がある．また，外国人にもかなり開放されているので，ECFMG certificate があり，英語がなんとかなれば，勤勉な日本人外科医はかなりの確率でどこかのプログラムには採用されるように思われる．

移植プログラムのいろいろ
　移植外科フェローシップのプログラムといっても色々ある．玉石混合であるといってよい．理由は簡単である．ASTS の認定は ACGME ほど厳しくないからである．
　ACGME が一般外科のプログラムを認定する時には，数年に 1 回の厳しい訪問調査がある．1 人の外科レジデントが何例症例を経験して，ローテーションの方法までこと細かく ACGME の外科レジデンシーでは決められていて，それが守られないプログラムは閉鎖の憂き目に遭うこともある．それにくらべ ASTS の認定は，現在のところは紙の上での審査である．ASTS 内部でもようやく改善の動きにあるように聞いている．
　このように移植外科のフェローシッププログラムは一般外科に比べて標準化されておらず，プログラムによってはフェローのうちは肝移植の術者はさせない．フェローが終わってスタッフになって初めて，肝移植の術者

をしはじめるというので有名なプログラムも少なからず存在している.
　もちろん,そういうことは内輪では有名で,そういうプログラムはたとえ歴史的に有名なプログラムでも,フェローのマッチングでは,だれも応募してこない.米国の外科レジデントたちはそういうことに敏感である.
　手術ができるようにならないフェローシップに行ってどんな意味があるのだろうか.私がマウントサイナイを選んだのはニューヨークという地理的な理由もあるが,一番にはフェローに肝移植の術者をさせるプログラムだからである.
　腎移植はどのプログラムでも術者をさせるのであまり違いはない.小腸移植があるプログラムもあまり多くはない.また,フェローが病院の中で当直していなければならない病院と,自宅待機で,移植や患者の様態の悪い時だけ病院にかけつけるプログラムなどさまざまである.

小児以外はフェローを術者に

　マウントサイナイのプログラムでは,肝レシピエントの手術では1年目は胆管の吻合からはじめて,徐々に門脈吻合,肝動脈吻合,肝静脈あるいは下大静脈の吻合をさせてもらえる.2年目のフェローになると,肝切除(おそらく一番危険なパート)をやり始め,後半には症例によって,最初から最後まで術者となる.
　プロキュアメント(脳死者ドナーの手術)では,最初から術者をする.最初は指導医やシニアフェローと一緒に手術に行き,彼らから習うような形となる.一般外科をきちんとトレーニングできていれば,2,3回もやれば,十分できるようになる.一旦,プロキュアメントに習熟すると,今度はリサーチフェローやレジデントの前立ちをして,手術させるようになる.
　小児の肝移植や生体肝移植は,フェローは前立ちで,術者をつとめることはあまりない(だいたいどこのプログラムも小児のケースは指導医が手術をするのがほとんどである).腎あるいは膵移植では,すべての症例で術者となる.また,腹腔鏡下腎摘出術も術者として行う.肝移植でフェ

ローがどれだけ術者として手術ができるのかはケースにもよるが，プログラムによる差が大きいように思われる．

手術場以外での役割

マウントサイナイでは年間2人採用の年と3人採用の年があるが，計5人のフェローが常にいることになる．5人のフェローは成人肝移植担当，腎移植担当，ドナー担当，小腸移植および小児肝移植担当，肝胆膵外科担当などのローテーションに分かれ，毎月この役割分担を交代する．つまり，今月は成人の肝移植担当で，来月はドナー担当というようになる．

手術がないときは，Physician assistant（PA）やレジデントと一緒に朝，回診しカルテを書き，午後2時の指導医と一緒のチーム回診のときは，患者のプレゼンテーションをして，免疫抑制剤の量などを調節し，プランを立てる．チームリーダーとしての役割を期待されている．

大リーガー医師の進む道

現在，日本においてフェローシップというシステムがない以上，移植をやっている外科医局に入局する以外に，日本で移植外科医になる道はないように思われる．また，脳死肝移植の数が極端に少ない日本においては，若い外科医に術者の経験をさせる機会は極めて限られるであろう．日本の消化器外科で血管外科のトレーニングをさせるところも限られている．そういった意味で，米国や諸外国で移植外科のトレーニングをする意味は大きい．

また，コーディネイターたちの役割や，移植感染症科のサポートなどいろんな意味で，米国の移植システムは発達している．そのシステムを語らずに，米国の移植を語ることはできない．若い外科医で，移植を志すものには，米国の移植フェローシップに来て頑張ってもらいたい．ここからは，フェローシップを終えた後の選択肢について述べていく．

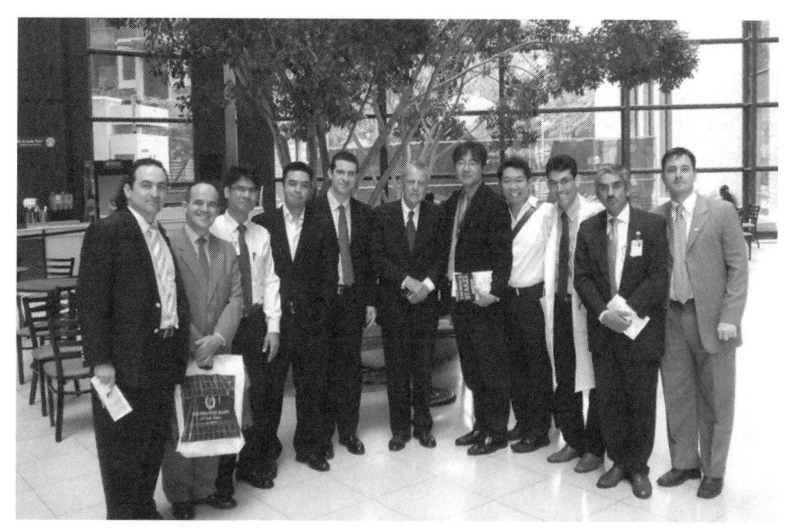

▲ Mount Sinai 肝移植プログラム 20 周年式典にて（筆者右から 5 番目，その左にはゲストの肝移植の父 Starzl 教授）

帰国しなかった理由

　米国で臨床研修をしに海を渡った人々は，大抵，日本の研修システムに満足せずに，もっと上の研修を目指して来たはずである．そこで経験した成果を日本に還元するのは，やはりその人たちの使命であろう．しかしながら，一方で，5 年間の一般外科の研修，さらにフェローシップの 2 年間の 7 年間も医局を離れていると，なかなか元の医局に戻りづらかったり，あるいは，日本ではなかなか良いポジションが見つからなかったりするかもしれない．

　私の場合は，医局の教授も引退されており，かつ移植外科ではフェローシップを終えても本当の意味で一人前にはなっていないので（通常の肝移植はできるが，非常に難しい症例でやりきれるかというと，やはりフェローシップ後 5 年ぐらいは見ておいたほうがよいであろう），日本にすぐに戻ることは考えず，米国での指導医職を探そうと思うようになった．

　日本の現在の医師を取り巻く状況は，以前よりも悪化しているように見

えたし，米国で臨床研修を終えた医師が日本に戻る要素は少なくなってきているのかもしれない．日本では，大学病院や教育病院を探すのであろうが，大リーガー医師を受け入れる懐の深い医局を探すのも大変であるだろう．いつ帰るか，また，どういう風に帰るかというのは難しい問題である．

米国で職探しをするための条件

　米国でレジデンシーやフェローシップを終えて，先輩，同僚たちを見渡してみると，皆，一様にAssistant Professorになったり，あるいは開業して数千万の収入を手にしている．そうするとやはり自分でも，米国で職探しをしてみるかという気分になってくる．

　通常，外科のレジデンシーやフェローシップを卒業すると大学病院であれば，Assistant Professorとして雇ってくれる．基本的には，以下に述べるところがクリアできていれば，就職に際して問題ないと考えられる．

1．外科専門医かどうか

　私の場合は，正攻法に外科のレジデンデンシーから始めて，フェローシップへと進んだので，Board certified（外科専門医）[4]であり，他の米国人外科医と同様の扱いを受け，就職活動に臨むことができた．

　Board eligibleは外科のレジデンシーを修了していても，専門医試験に通っていない場合や，通るまでの間を指すが，外科のレジデンシーを修了して何年も経って，まだBoard eligibleなのは問題になる可能性がある．これは健康保険の会社からの支払額が，外科専門医か否かで異なるからである．

　よって，基本的には専門医を取得している，あるいは専門医試験に受かる見込みである人以外は，病院は雇用してくれない．しかしながら，移植外科のように外国人が多い部署では，特別に病院が配慮する場合も多い．実際，日本人で移植外科の指導医になっている方がたは，米国での外科専門医を取得せずに指導医になられた場合も多く，近年では，なかなか難しくなってきているものの，移植外科では，米国での外科専門医資格なしで

も指導医として採用される可能性はある．

ただし，現在は米国でも景気が悪く，病院の経営者たちは歳出カットに躍起である．当然ながら，指導医の職は少なくなり，今年フェローシップを終える移植外科医たちは苦戦を強いられているようである．

2．州医師免許をもっているかどうか

レジデンシーやフェローシップのためだけには，ECFMG certificate があれば，問題ないのであるが，指導医として働く場合には，州医師免許が必要になる．

州によって医師免許の規定は異なるものの，大抵の州では，外国医学部卒業生には USMLE Step 1－3 の他に，1－3年間の ACGME 認定のプログラムでレジデンシーあるいはフェローシップを課しているところが多く，例えば，移植外科などの ACGME 認定外のフェローシップ（移植外科のフェローシップは労働時間制限などの制約内でトレーニングを行うのが難しく，米国移植外科学会としては，ACGME の認定を今後も考えていないようである）を終えただけであれば，州の医師免許を取得することができない可能性がある．中には，施設限定の医師免許を発行する州もあるようである．

3．ビザの有無および J-1 ビザの問題

おそらく就職に際して，最大の問題はビザであろう．日本人で米国臨床研修するときにほとんどの人は，J-1 ビザ（Exchange Visitor Visa）を取得すると思われる．それは取得の手続きが簡単だからである．

しかしながら，これには有名な "2 year home country rule" が適用される．つまり，臨床研修修了後，2年間は本国に帰国しなければならないというもので，その2年間を終えなければ，米国で H-1B などのビザあるいはグリーンカード（永住権）を取得できないというものである．これは，J-1 ビザの目的は米国での得た経験や知識を母国に還元するというものであるから，このようなルールができている．

この"2 year rule"を経ないで，H-1Bビザを取得するのは"J-1 waiver"と呼ばれる．J-1 waiverは，臨床家にとってはプライマリケア医で医療過疎地（Underserved Area）で働くもの，Conrad 30プログラムと医療過疎地で働くもの，Veterans Affair Hospital（在郷軍人病院）で働くものに分けられる．また，ほとんど知られていないが，0-1（Outstanding performer, researcher）ビザ取得という手もある．
　プライマリケア医でない場合，つまり各スペシャリティーの専門医の場合はConrad 30プログラムは魅力的である．各州で毎年30人ほどのJ-1 waiverを認めるもので，外科医などのプライマリケア以外でも応募可能である．このいずれの場合も弁護士次第でビザ取得の可能性はかわってくる．やり手の移民法専門の弁護士を雇うことが必須である．

ヒラリー・クリントンのサポート

　私の場合は，やはり一般的なJ-1ビザを最初にもらったために，非常に苦労させられた．J-1ビザで最長の7年間を一般外科のレジデンシーおよび2年間の移植外科フェローシップで使い切り，指導医としてマウントサイナイに残るにあたって，0-1ビザを取得できた．0-1ビザはノーベル賞を受賞しないともらえないぐらいのことがいろんなところに書いてあるが，そんなことはない．一流施設の医師からの推薦状や論文などの，たくさんの書類が必要になるが，フェローシップまで行っていると取れる可能性がある．私が使ったJeffriesというやり手の弁護士の話だと移植外科医で0-1が駄目だったためしはないという．
　0-1ビザは無期限に更新可能であるので，そのままでもよいのであるが，研究用の資金としてNIH（National Institute of Health；国立衛生研究所）のグラントを申請する際に，グリーンカードがないと問題であるので，Conrad 30のJ-1 waiverを申請した．
　幸いにもマウントサイナイは，マンハッタンでもアッパーイーストという最高級住宅地にありながら，一部はハーレムというUnderserved area（ハーレムは低所得者の住宅密集地であり，医者の数は比較的少ないので，

ニューヨークの医療僻地と見なされる）にも面しているために，マウントサイナイに居ながら，J-1 waiver を申請できるという幸運に見舞われた．

マウントサイナイには通常1人の J-1 waiver 枠が割り当てられていて，通常7から8人の応募がマウントサイナイからあると言われていた．私は，現在国務長官であるが，応募の際は，ニューヨーク州の上院議員であったヒラリー・クリントンの事務所に連絡し，私の申請をサポートする手紙を書いてもらったりした．

私の経歴や他の人からの推薦状などだけで，案外簡単にサポートする手紙を書いてくれたので驚いたものである．これらは Jeffries の弁護士から，もらってくるようにという指示でもらったのであるが，こういうことはやり手の弁護士でないとわからないように思える．

私の年は応募者が少なかったなどと風のたよりで聞いていたので，運がよければと思っていたところ，J-1 waiver の30人に選ばれたと知らされた．本当に運がよかった．よって O-1 ビザを H-1B ビザに変更した．3年間経てば，グリーンカードを申請でき，J-1 ビザからの呪縛から解き放たれる．

就職活動で訪れた施設

フェローシップの中頃に，マウントサイナイからスタッフとして残らないかという打診をされていたので，本格的な就職活動は行わなかったが，どこにも面接に行かないのも癪なので，いくつかの施設にバックアップとして面接に出かけた．

肝移植をやっている病院で，新しいスタッフをリクルートしようとしているところは，そんなに多くはなく，また，マントサイナイに残ることはわかっていたので，結局，O-1 ビザが駄目だったときに備えて，ピッツバーグの在郷軍人病院と2つの大学病院の計3カ所に面接に出かけた．

他のいろんな施設を見ることができ，それだけでもいい経験であった．在郷軍人病院は，米国では格下の施設と考えられているが，そのなかで，ピッツバーグの在郷軍人病院は肝移植をやるという異色の病院で，O-1 ビザが駄目な場合は，ここなら J-1 waiver を申請することが可能であり，

また Conrad 30 のように取得に競争があることはないので，ビザの心配をしなくていい．

系統的な外科トレーニングシステム確立のための提言

　日本と米国の両方で外科のトレーニングを受けた者として，日本での新しいレジデントプログラムおよびフェローシッププログラムの確立を提唱する．一般外科医あるいは消化器外科医として（臨床だけの）8年間で（米国のように5年間は少し厳しいであろう）500 例の術者をして一般外科をマスターした後に，各フェローシップで専門に移る．移植外科は2年間で，日本の肝移植の拠点となっている施設2, 3 にて，徹底的に移植の手術の術者あるいは前立ちをする．

　日本には，全世界の外科医に対抗できる外科の名手が何人も存在する．そういった外科医たちは，才能と人並みならぬ努力にてそういった域に達せられたのだろうが，その域までとはいわずとも，もしもトレーニングシステムが整っているならば，立派な外科医になったであろうと考えられた人たちは無数に存在する．

　移植外科の発展のためには日本においてフェローシッププログラムを確立することが急務である．日本にはピッツバーグなど米国で移植フェローシップを経験してきた人たちがあまたいるのであるから，そういう人材にフェローの教育を推進してもらいたい．

　肝移植においては全国に2, 3 の移植施設に，卒後 10 年から 15 年目クラスを各プログラム1人でもよいから日本各地からキャンディデイトを集めればよい．2年間のフェローシップで，生体肝移植では術者に限りなく近い前立ちを集中的にさせて，脳死肝移植では，術者をさせるようにする．

　米国で毎年約 6000 件の肝移植が行われている．日本でも，お金をかけて，人材を配置し，教育をほどこせば，半分の 3000 件とは言わないまでも，1000 例程度の脳死肝移植ができてもおかしくはない．

【留学先の情報】

A Benedict Cosimi, MD
Tatsuo Kawai, MD
Massachusetts General Hospital
WHT 515
55 Fruit Street
Boston, MA 02114
Tel：＋1-617-726-8256
Fax：＋1-617-726-8137
e-mail ● cpadyk@partners.org（秘書；Catherine Padyk）

Richard Scriven, MD
Linda Brochhausen
Surgical Residency Program
Health Science Center, T-19, 030
Stony Brook University
Stony Brook, NY 11794-8191
Tel：＋1-631-444-1791
e-mail ● lbrochhausen@notes.cc.sunysb.edu（コーディネーター；Linda Brochhausen）

Sander S. Florman, MD
Director, Transplantation
One Gustave L.Levy Place #1104
New York, NY 10029
Tel：＋1-212-659-8098
e-mail ● priya.sikka@mountsinai.org（コーディネーター；Priya Sikka）

米国でのチャレンジ組へのエール

　最後に，最近は，日本よりもより良い研修システムを求めて米国への臨床留学をめざす医師の数は増えているという．さらにインターネットなど

を通じて情報も格段に増えたのは間違いない．一般的に，日本人は勤勉でかつ器用なので，臨床研修後にスタッフとして残らないかなどの誘いも多いのではないかと想像する．

　現在，米国での一般外科のレジデンシーに外国人が入るのは容易ではない．しかしながら，ポツポツとそれでもカテゴリカル（Categorical）に残って，一般外科を修了する日本人は存在する．一旦，レジデンシーに入ってしまえば，それからはそんなに大変ではない．また，米国でそのままやっていくのか，それともいずれは母国日本に帰るのか，人によってさまざまだろうし，日本人が大リーグやヨーロッパのサッカーリーグで活躍している時代に，日本かどうかなどというのも意味がないかもしれない．

　私たちが得た経験をいろんな形で日本の医療あるいは臨床教育システムに還元するのは意味があると思われる．日本と米国の一般外科および移植外科をつなぐ橋わたしになれればと考えている．もしも我こそはと米国で武者修行してやろうという気鋭の人材にはエールを送るし，お手伝いは喜んでさせていただく所存である．

【参照文献】
1）十川博：米国外科レジデンシーへのストラテジー．週刊医学界新聞　第2453号　2001年9月17日．
2）十川博：日米で異なる外科レジデント教育／医療事情（12回の連載）臨床外科59（7），2004-60（6），2005.
3）十川博："レジデント労働時間は週80時間以内"規則を設けたニューヨーク州の実際．週刊医学界新聞　第2555号　2003年10月13日．
4）十川博：米国一般外科専門医試験の実際．週刊医学界新聞　第2736号　2007年6月18日．

chapter 8

外科医がアメリカ臨床留学する理由とその方法

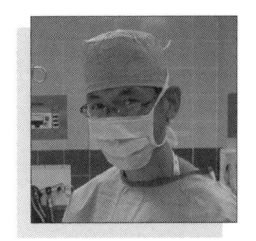

コロンビア大学
胸部外科
高山博夫

July 2003-June 2004
General Surgery-Preliminary Resident
Department of Surgery
University of Washington

July 2004-June 2007
General Surgery-Categorical Resident
Department of Surgery
University of Washington

July 2007-December 2009
Clinical Fellow
Division of Cardiothoracic Surgery
Columbia University

❖要旨❖

　アメリカへの外科臨床留学は楽ではありません．それを乗り越え，楽しく実りある留学をするには，留学の動機を自分なりにきちんと確認しておくことが大切です．また，臨床留学を決意しても具体的な情報はあまり見当たりません．私は日本で7年，アメリカで8年の修練を積みました．その経験をもとに，日米の医療・修練事情を対比しつつ，留学の意味とその方法論について，少しでも有意義な情報提供を試みました．

この寄稿はアメリカへの外科臨床留学を検討されている方々を対象としています．記載した内容のほとんどは私の個人的体験とそれに伴う情報収集に拠るものです．経歴にありますように，個人的体験とは，日米両国での一般外科・胸部外科レジデンシーを通して私が得たもので，本稿の内容は必ずしも一般化できません．

留学に最も大切なのは強い動機

　実りのある留学をするために大切な要素は，大切な順に，運・強い動機・医師／人間としての実力，であることを実感しています．この内，運と実力は自力では調整しにくい上に，日本で外科医として働く上でも必要ですから，留学のために準備する性格のものではないでしょう．
　「アメリカに臨床留学したいのですが……」というメールを，外科の先生がたあるいは医学生の方々から時々いただきます．お返事で強調するのは，臨床留学する個人的な動機を十分確認するようにしてください，という点です．留学中に直面する困難は，強い動機付けによって乗り切らねばならないという自分の経験に基づいています．
　この寄稿では，以下の3点を中心にできるだけ有用な情報を提供したいと思います．
　　・私の留学体験
　　・アメリカに臨床留学する意義
　　・外科臨床留学の方法

日本ではありえない環境

　私は留学に対して具体的な展望はなかったものの，友人の勧めるままUSMLE（United States Medical Licensing Examination）に医学部在籍中に受験し，合格しました．1年半の研修医生活を終えた後，ミネソタ州のメイヨークリニック（Mayo Clinic）に4カ月間短期留学し，胸部外科

レジデントの研修の様子を見学したことが，卒後5年目に臨床留学を決意した遠因でした．

　心臓外科医として毎日執刀医として手術する環境（日本ではほぼありえない環境）に身を置き，40歳までに自分の外科医としての素養を試し極限まで伸ばしたいと強く思いました．そのためにはアメリカで胸部外科正規レジデントにならねばならず，アメリカで再度一般外科の研修を修了しなければいけないというハードルがありました．

　全米約250の全ACGME（Accreditation Council for Graduate Medical Education；卒後医学研修認定委員会）認定一般外科プログラムのディレクターに直接手紙（自薦文と履歴書）を出し，返事がもらえた数カ所からシアトルのワシントン大学（University of Washington）でインタビューを受けました．卒後8年目に一般外科Preliminaryレジデントとして採用されてアメリカの制度に入り込み，正規レジデント（Categoricalレジデント）に昇格しました．

　その後，2007年に一般外科の研修を修了，専門医を取得して，ニューヨークのコロンビア大学（Columbia University）胸部外科にて正規レジデントを修了しました．研修中は毎日2例以上の胸部外科手術に手洗いし，成人心臓外科に限っても300例を超える症例を術者として執刀するという，非常に充実した時間を過ごすことができました．これは日本では決して得られない環境です．現在は同大学心臓外科の外科医として勤務しています．

初心忘るべからず，ということ

　自分が何のために留学するのかをしっかりと確認しておくことは留学前の最も大切な作業です．これが自分の留学に対する目標・価値観となり，留学中に迷った時や留学後の成果を検討する際の物差になります．

　もちろん，実際の留学中には思わぬ事態に出会いますから，この初心は忘るべからざるものの，絶対恒久的なものではないことはいうまでもありません．

しかし，くどいようですが，ここを事前に十分詰めておくことが肝要です．外科医の臨床留学に当たっては，いくつかの意義が考えられますが，大きく分けると以下のようになるかと思います．
 1．新しい臨床技術を学ぶ
 2．より優れた臨床研修制度のもとで修練を受ける
 3．日本国外で自分の力を試す

前記した「動機付け」はこれらの意義が中心となって形成されると考えられます．違った環境・文化の中で生活する経験をして人生を豊かにする，とか，日本の医療環境が気に入らない，とか，日本の給料が安すぎる，とか，なんとなく格好いい，というような動機もありましょうが，このようなソフトでネガティブな動機では留学中の困難，えてして不当に感じられる壁を乗り越えることは難しいでしょう．

1．新しい臨床技術を学ぶ

さて，外科には様々な専門分野がありますが，それぞれの専門分野の日本の学会に出席してみたり，医局の先輩や教授に聞けばすぐわかることですが，日本の外科医の多くは，日本の外科診療のレベルは世界第一流だと考えています．

両国で修練した私も同意見です．ただし，アメリカ人は粗雑で，日本人は箸を使うから器用で手術がうまいというような意見は，多くの場合，短期留学した外科医による限定された状況での手術見学をもとに形成された論理であり，賛成しかねます．外科診療の質は，その特性上，外科医個人の力量に大きく左右されるもので，どちらの国でも上手な外科医は同様に上手です．

前述のような誤解を招きやすいのは，一部は，アメリカの診療体系に拠るものです．すなわち，外科医は一度専門医を取得すると，独立した医師として診療に当たります．その結果，レジデンシー修了後間もない外科医が，主任教授より難しい症例を執刀しているような状況は珍しくありませ

ん．こういった「若い」外科医による手術を見学したなら，日本で老練な教授や部長の手術を見ている目には，当然物足りないものとして映るでしょう．

他方で，物事に丁寧に当たるという日本人の特性は外科医にとって非常に有利に働くのは事実のようです．日米両国を比べると，トップレベルでは外科技術のソフト・ハードの両面で甲乙を付けがたいのが現状です．

日本のほうが進んでいる分野もたくさんあります．しかし，自分の専門とする分野でアメリカが先を行くなら，それを体得するために留学することには大きな意義があるでしょう．

例えば，私が専門にする心臓外科では，心臓移植や植込型人工心臓などの分野はアメリカに一日の長があります．加えて，日本では最先端の外科技術は通常ごく一部の外科医が占有して実施されることが多いのに対して，アメリカではトレーニングプログラムにより系統的に体得できるような体制作りが進んでいることが多く，両国間でのトップレベルに差はなくても，個人的な技術体得の点から留学を選択する場合もあろうかと思われます．

2．より優れた臨床研修制度のもとで修練を受ける

私が，アメリカ外科医療が日本より優れている点を1つ挙げるとしたなら，医学部卒後外科医教育制度を挙げるでしょう．ジョンスホプキンス大学（Johns Hopkins Hospital）のウィリアム・ハルステッド（William Halsted）先生に始まる外科レジデンシー制度は，美しく構築された成熟した制度です．根幹を成すのは，医学生を底辺にチーフレジデントを頂点としたヒエラルキーにあります．

この階段を登って行く過程では，回診準備，採血，術前術後管理，手術執刀，アテンディング外科医とのディスカッション，論文抄読，勉強会での発表など，圧倒的な仕事量に毎日毎日追い続けられます．これにより，外科知識や手術技術はもちろんのこと，治療方針決定力，リーダーシップなど様々なことを身につけ，外科医として，人間として鍛え上げられます．

頂点に近づくにしたがって，責任・裁量の負荷が徐々に与えられるよう

うまく構築されています．もちろん，この増大する要求に耐えられず，あるいは，馴染まず，レジデンシーを去るものも20％程度存在します．このレジデンシーの教育方法は，胸部外科や形成外科といったサブスペシャリティーにも応用されています．

　さらに特筆すべきは，アメリカが誇るこの制度は時代背景と共に必要に応じて改良が続けられている点です．昨今の例では週80時間労働の規定（80 hour rule）が挙げられましょう．これは実際に強制力をもって実施されており，レジデントは自分の時間をもつことができるようになりました．

　狭い医療世界に閉じこもらず，社会との相合性を保つ機能，自浄作用が働いていることは，日本の現状を知る私にとっては驚きでした．これはアメリカ社会が多人種構成であり，合理的な社会運営が必須であることと無縁ではないでしょう．レジデンシーが合理的たるように，ACGMEという監視機関が設けられており，専門科としての修練体系はもちろんのこと，個々のプログラムの状況にも目配りが行き届いている点も，卒後教育の質の確保に大きく寄与しています．

　ただし，注意すべきは，医療制度は社会制度の一部として成り立つものだという基本原理です．アメリカの医療制度の中で機能できる医師を育成するためのレジデンシー制度で育った外科医が，日本の医療制度の中で同様に機能する保証はありません．諸外国で立派な修練をされた外科医たちが，帰国してから苦労することがまれならず見られる例が多いことの原因はここにあるように思われます．

　しかしながら，卒後外科医教育制度は，日本もぜひ見習い，日本の社会背景に適合できる形で取り入れるべきものと私は信じます．色々と書きましたが，アメリカの外科レジデンシーは日本のものより優れており，これを経験することは，外科医としての実力涵養に非常に役立ちますし，人間としての総合力も身につきます．

3．日本国外で自分の力を試す

アメリカンドリームという言葉があるように，アメリカはチャンスの国です．運と実力があれば，どんどん階段を登っていくことができます．

外科医としては，頑張ってレジデンシーに応募してマッチし，チーフレジデントとして高い評価を受けて，さらに格上のフェローシップに応募し，遂にはアテンディングとして採用され，実績を積み重ねもっと格上のプログラムから高給をもって迎えられる……．こうしたサクセスストーリーは実現不能ではなく，その可能性の中に身を置いてがむしゃらに努力することで，実際にこの上ない充実感が得られます．対して，日本では旧態依然の医局制度のもと，教授中心・年功序列の原則で物事が動き，若手外科医は閉塞感を感じているのではないでしょうか．

アメリカ社会で成功するということ自体は外科医本来の実力と必ずしも関係がないかもしれませんが，頑張れば報われる可能性があるという環境は，自分の能力を引き伸ばす点でも効果的に作用すると実感しています．ただし，外科医として実力をつけるという本道を見失わないことは意外に難しいものです．

能力に応じた待遇を受けるうちに，外科医としての修練ではなくアメリカに残ることが目的に思えてきます．これには十分注意せねばならないと思います．

運と努力のポジション獲得

留学資格・ビザ・州医師免許の申請および取得

アメリカで臨床をするためには医師免許が必要で，IMG（International Medical Graduates）と呼ばれる私たちの場合，USMLEと英語の試験に合格してECFMG（Educational Commission for Foreign Medical Graduates）certificateを保有していることが条件になります．

留学先によっては，USMLE Step 3までの合格が必要とされることもあります．詳細はUSMLE[*]とECFMG[**]の各ウェブサイトを参考にしてくだ

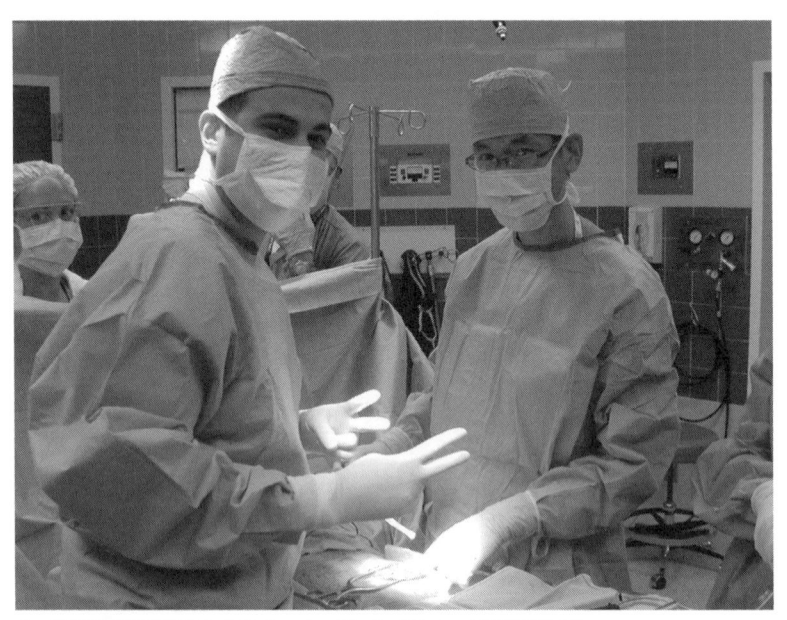

▲一般外科研修病院の1つ Harborview Medical Center の手術室にて．
後輩レジデント（左）の手術を前立ち指導中の筆者（右）

さい．
　＊http://www.usmle.org/
　＊＊http://www.ecfmg.org/

　USMLE 受験に際しては，勉強法などで情報収集が非常に大切です．経験談を聞いたり，勉強会をしたりすることが大いに役立つでしょう．この段階で大きな困難を感じることもあろうかと思いますが，留学後の困難はスケールが違います．努力で何とかなる試験は確実にこなしましょう．
　また，留学先が決まったら，州の免許を申請・取得すること，ビザを取得することが必要となります．これらの事務手続きには日本の常識では考えられないほどの時間（少なくとも各数カ月）はかかります．留学先の担当者と緊密に連絡を取り，できるだけ早めに取り掛かるべきでしょう．アメリカ人任せにせず自分で進行状況を把握しておきましょう．

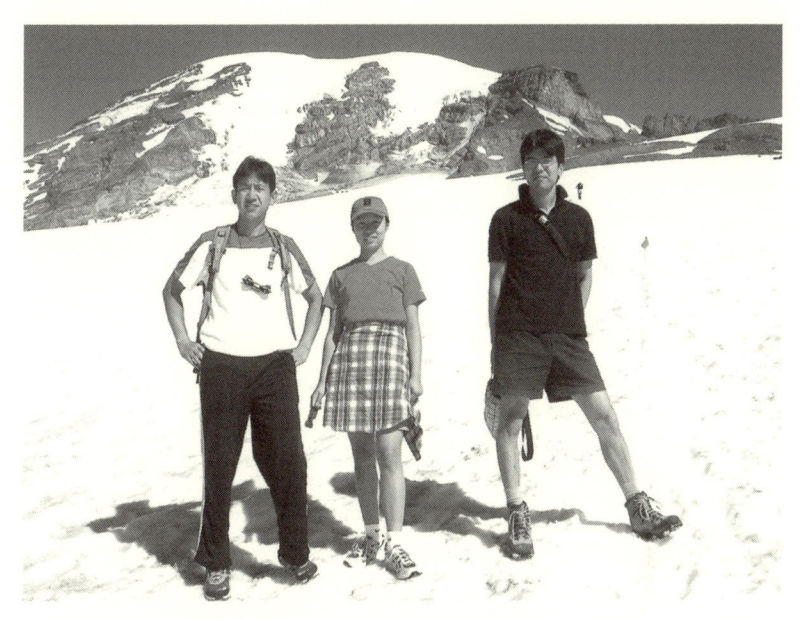

▲一般外科研修中の土日を利用してシアトル近郊でタコマ富士とも呼ばれるレーニエ山をハイキング

一般外科レジデンシーの人気が復活

　アメリカへの外科臨床留学には大きく分けて2つの方法があります．第一は正規レジデントとしての留学，第二は非正規レジデントとしてのものです．

　後者には，手続きが簡素で競争が激しくないこと，自分の専門分野に特化してトレーニングを受けることができるなどの多くの利点があります．ただし，ACGMEによる立場の保証がなく，基本的な位置付けとしては正規レジデントの補佐であり，よほど良質のプログラムを慎重に選ばねば労働力として使われる危険性があり注意が必要です．

　留学先の決定に際しては，実際にプログラムを，できれば複数回訪問して関係者によく話を聞くことをお勧めします．私の友人でも，最高級のプログラムで正規レジデント以上のトレーニングを受けた医師もいれば，長年色々なプログラムを渡り歩いたものの，満足なトレーニングが受けられ

ず不本意なうちに帰国した医師もいます.

　アメリカの卒後教育の醍醐味を経験するためには，辛く長い道のりですが，前者の方法で真正面から取り組むことになります.

　正規外科レジデントは，通常マッチングを通して選ばれます．この手続きの詳細はNRMP（National Resident Matching Program）[*]やERAS（Electronic Residency Application Service）[**]のウェブサイトを参考にしてください.

　* http://www.nrmp.org/
　** http://www.aamc.org/students/eras/

　ここでは一般外科レジデンシーへの応募について，私自身がワシントン大学で一般外科チーフレジデントだった時，およびコロンビア大学でフェローだった時のレジデントの選考に関わった経験をもとに解説します.

　昨今，特に週80時間労働の導入以降，一般外科レジデンシーの人気が復活し，IMGがマッチングを通して正規ポジションを確保することは，ほとんど不可能といえるほど極めて難しくなってしまいました.

　後でご紹介するマッチ外でのポジション獲得がより現実的だと考えますが，両方とも評価される要素は同じなので，良いプログラムにマッチするために必要な項目を充実させる努力をするのは非常に大切であることに変わりはありません.

マッチングに臨む

　マッチングは，書類選考，インタビュー，マッチの3段階より成立します．マッチングに応募するのに必要な書類は以下の通りです.

　　・履歴書（Crurriculum Vitae；CVと略されます）
　　・自薦文（Personal statement）
　　・他薦状3通
　　・USMLE Step 1と2の合格通知と点数
　　・医学部長からの推薦状（Medical student performance evaluation

または Dean's letter）
・ECFMG certificate
・医学部時代の成績表

　これらの書類に基づく選考により，インタビューへの招待者が決定されます．IMG はアメリカ人に比べ，どうしても圧倒的に不利な立場です．上記の書類のすべてでアメリカ人を大きく凌駕する内容のものを準備せねばインタビューに呼んでもらえません．
　インタビューまでこぎ着ければ，後はインタビュアーとの一対一の関係の中で自分をアピールすることができるので，英語さえ何とかなればアメリカ人との不公平はかなり解消されます．
　書類選考の段階で足切に使われるのが USMLE の点数です．IMG が目に留まるためには 90 パーセンタイル後半を取得しておく必要があります．USMLE は一度合格したら再受験できないので，周到に準備せねばなりません．
　ワシントン大学での後輩でペルーから来た R 先生は，USMLE で 99 パーセンタイルでしたが，Preliminary レジデントの座を確保するのがやっとだったようです．もちろんその後頭角を現し，中南部の大学プログラムの正規レジデントになりました．
　より客観的であるということで，次にチェックされるのが医学部時代の成績と医学部長からの推薦状です．医学部の成績は，教務課などに依頼すると英訳文の入手が可能です．最上級の成績を得ておくことが肝要です．
　医学部長の推薦状には決まった書式があり，日本の多くの大学では採用されておらず，特別に準備してもらわねばなりません．AAMC（Association of America Medical Colleges）[*]などのウェブサイトを参照してください．
　* http://www.aamc.org/start.htm

　この中で外科・内科・小児科・産婦人科・精神科といったコアカリキュ

ラムの評価が述べられますが，ここで良い評価を得ていることがポイントになります．一流のプログラムのインタビューに呼ばれる志望者は，ほとんどのローテーションで最高の評価を得ているようです．アメリカ留学を希望する医学生は学生時代から気を抜かず準備する必要があるといえます．

ワシントン大学でのレジデント選考では，各志望者のUSMLEの点数とこれらの評価点がエクセルの一覧表で一目瞭然となった状態で提示されます．

他薦状も大切です．少なくとも1通は名の通ったアメリカのプログラムの関係者に書いてもらいましょう．そのためには機会を見つけてアメリカに短期留学し，良い仕事を残すことが必要です．推薦状にも不文律があり，細かな英語のニュアンスで志望者の実力を伝達します．例えば，Good という表現は「普通」程度，Excellent で「結構できる」，Outstanding と言われてようやく「良い」との意味合いになります．

自薦文を書くことは日本人には不慣れな行為です．アメリカ人，または，臨床留学経験者にチェックしてもらいましょう．私自身は，胸部外科への応募に際して，アメリカ人プログラムディレクターと臨床留学の先輩日本人に入念に筆入れをしてもらいました．

履歴書（CV）には一定の書式があります．インターネットなどで検索してみてください．もちろん大切なのは中身です．医師になってからの応募であれば学会発表や論文が数本以上あること，グラント獲得の実績があることが望ましいでしょう．学生であっても，論文や少なくとも研究所でのアシスタントの経歴などが問われます．

これらの必要書類の準備に加え，アメリカの医学生は主要希望先のプログラムディレクターに直接電話でお願いすることもあります．この電話は，自分のことをよく知る上級医師に依頼することが多いようです．

以上が書類選考でIMGが目に留まるための内容です．私が所属したプログラムは全米でもトップクラスであり，その経験をもとにしているためハードルが高くなっているとは思いますが，一般外科の人気度を考慮するとこれに近い内容のものを準備することが必要でしょう．また，あまり質

の良くないプログラムにマッチしては臨床留学する価値も半減してしまいます．

面接にこぎ着けたなら

さて，私自身は，このような充実した内容の書類を準備することは到底できず，マッチ外でポジションを獲得しました．私の知りうる中でIMGが外国からアプライして直接正規レジデントにマッチした例はごく少数で，大多数がマッチ外でした．

私は，前述のごとく，手紙を出すことで行き先を模索しました．返事がもらえたのは，私自身に論文があったこと，プログラムディレクターが親日家だったからだと後日談として知らされました．

とはいえ，正規レジデントのオファーはもらえず，Preliminaryレジデントという仮雇いのポジションから始めねばなりませんでした．ワシントン大学にはIMG向けのサブインターンシップ制度があり，それに2カ月参加しそのポジションをようやく得たのです．

Preliminaryのポジションにつくのは，泌尿器科や麻酔科，整形外科の正規レジデントで最初の1から3年目を一般外科のプログラム内でトレーニングを受けている者がほとんどで，数名のみが私同様一般外科正規レジデントを目指しての仮住まいでした．この後，臨床現場での能力と正規レジデントが辞めるという運があり，正規レジデントとなることができたのでした．

日本人が外科正規レジデントになるにはこのPreliminaryレジデントを通すことが最も現実的だと考えます．このポジション確保のためには，私のように手紙を出して反応を見る方法のほか，何らかの手段でアメリカの外科医と知り合いになりその伝手で確保する方法があります．

後者の例としては，リサーチ留学を利用することが多いようです．また，ワシントン大学のようにIMG用のサブインターンシップを準備しているプログラムで頭角を現す方法もあります（ただし，このプログラムも競争率が高いそうです）．

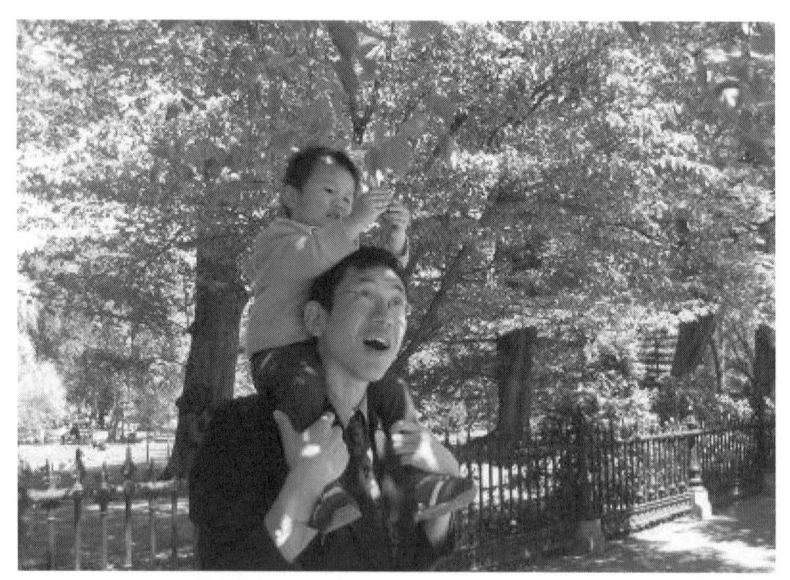

▲シアトルで生まれた長男と

　Preliminaryレジデントになれた者の約70%は全米のどこかで外科正規レジデントのポジションを確保できるようです．私の友人のM先生はカメルーン出身で英語も堪能でなく当初の臨床能力ももうひとつでしたが，外科医になりたい一心で必死に頑張り，ワシントン大学のPreliminaryレジデントから今はニューヨークの大学プログラムの正規レジデントの座を勝ち取りました．

　マッチであってもその外であっても，インタビューになれば，人間性をしっかり見てもらうことが主眼になります．そうとはいえ，インタビューも文化であり，一定の不文律が存在します．日本人には知りえない内容のことも多いため，*The Successful Match: 200 Rules to Succeed in the Residency Match*などのマニュアル本を一読しておくと参考になります．

　その中には，歯を磨こうから始まり，当日のネクタイの色まで，興味深い記述がたくさんあります．最も大切なのは，つたなくてもはっきりとした英語で，しっかりと誠実に自分を伝えることです．自分がアメリカで外

―【留学先の情報】――

Karen D. Horvath, MD
Associate Professor
University of Washington
Department of Surgery
Box 356410
Seattle, WA 98195-6410
Tel：＋１-206-543-2241
Fax：＋１-206-543-8136
URL ● http://depts.washington.edu/uwsurgap/

Micheal Argenziano, MD
Associate Professor
NewYork-Presbyterian Hospital/Columbia
Milstein Hospital Bldg Room ７-435
177 Fort Washington Avenue
New York, NY　10032
Tel：＋１-212-305-5888
Fax：＋１-212-305-2439
URL ● http://www.cumc.columbia.edu/dept/cs/ctfellowship/applying.html

科医になりたい理由，これまでの業績を簡潔かつ魅力的に事前にまとめておくことをお勧めします．
　インタビューを終えると後は希望順位を NRMP のウェブサイトに登録しマッチの日を待つことになりますが，ここでも本命のプログラムディレクターには自分の使えるかぎりの伝手を利用して，電話や E-mail で熱意を伝えるといった水面下の交渉が欠かせません．インタビュー直後にお礼の手紙を出す人も多いようです．

アメリカの懐の大きさを実感する日々

　私にとって，アメリカでの研修は非常に長く困難な道でした．特に最初の半年は大変でした．幸い，私は，様々な運に恵まれ希望通りのトレーニングを受けることができました．

　このような経験から，アドバイスを求められた時には「正規レジデントになる方法はお勧めしない」と申し上げています．それでもやってみたいというくらいの強い動機付けがないと，完走できないだろうからです．また，「留学する目的・動機をはっきりさせておかねばならない」とも申し上げています．人生の大切な時期を使って苦労して完走した，あるいは，リタイアした際に，その意味付けが必要だからです．

　艱難汝を珠にす，といいます．外科臨床留学は，自分を珠にしてくれる可能性のある艱難だと思います．しかし，「珠」には人それぞれの形があろうかと思います．外科医として，自分としての「珠」が何であるか，そのために留学がどんな役割を果たすのか，しっかり見極めることをお勧めします．そして留学を決意されたら，情報収集を十分にし，時間を掛けて周到に準備を進めてください．

　何だか，大変大変とばかり強調しましたが，アメリカは懐の大きい国です．才能と運がある人には道がどんどん開かれます．自分を試すことの醍醐味は日本では味わいにくいものです．自分を信じることのできる人は，どんどん国外に出て見聞を深め，妥協することなく，力を試し，世界と勝負してください．私も共に頑張りたいと思います．

【参考文献】
1）Takayama H. The role of PA and NP in cardiac surgery in US: report from Columbia University Medical Center. *Nippon Geka Gakkai Zasshi*. 2009 Jan; 110（1）: 52-4.

2) Tabata M, Takayama H, Bowdish ME, Smith CR, Stewart AS. Modified Bentall operation with bioprosthetic valved conduit. *Ann Thorac Surg.* Jun; 87（6）: 1969-70.
3) Takayama H, Smith CR, Bowdish ME, Stewart AS. Open Distal Anastomosis in Aortic Root Replacement using Axillary Cannulation and Moderate Hypothermia. *J Thorac Cardiovasc Surg.* 2009 Jun; 137（6）: 1450-3.
4) Wei B, Takayama H, Bacchetta MD. Pulmonary lobectomy in a patient with a left ventricular assist device. *Ann Thorac Surg.* 2009 Jun; 87（6）: 1934-6.
5) Russo MJ, Iribarne A, Hong KN, Davies RR, Xydas S, Takayama H, Ibrahimiye A, Gelijns AC, Bacchetta MD, D'Ovidio F, Arcasoy S, Sonett JR. High Lung Allocation Score is Associated with Increased Morbidity and Mortality Following Transplantation. *Chest.* 2009 Oct 9.
6) Wei B, Takayama H, Bacchetta MD. Urinothoraxc: An uncommon cause of pleural effusion. *Respiratory Medicine CME2*（2009）, pp. 179-180.

chapter 9

Passion, Mission そして Vision をもって

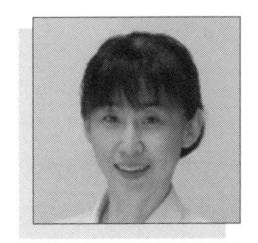

聖路加国際病院
乳腺外科/ブレストセンター
山内英子

July 1994-June 1996
Research Fellow
Dana-Farber Cancer Institute, Harvard University

July 1996-June 2000
Research Fellow
Lombardi Cancer Center, Georgetown University

July 2000-June 2001
Research Instructor
Lombardi Cancer Center, Georgetown University

July 2001-June 2005
Surgical Resident
Department of Surgery, University of Hawaii

July 2005-June 2006
Surgical Critical Care Fellow
Department of Surgery, University of Hawaii

January 2008-March 2009
Sarcoma Fellow
Moffitt Cancer Center, University of South Florida

❖要旨❖

　渡米前，外科医としてのトレーニングを積んでいた私だったが，妊娠とともにそれを中断．さらには，夫の夢——アメリカに臨床留学し，腫瘍内科を学びたいという希望を実現しようと家族3人でアメリカへ渡る決心をした．夫の勉強に付き合い，または Externship などを経験するうちに，外科医療に対する自分の思いに気がついた．夫ともにレジデンシーに応募した私は，ハワイ大学での外科研修と集中治療のフェローシップを終え，2009年に帰国を果たした．現在は乳腺外科で乳癌の治療と研究に取り組んでいる．

まず，これを読んでいる皆さんは少なくともアメリカ留学を考えている方々であると思う．今一度，自分はどうしてアメリカに行きたいと思うのかをしっかりこの機会に考えていただきたい．

　アメリカへの臨床留学は，私自身の経験から単なるあこがれのみで乗り切ることができるものではないということ，またそれのみで終わってしまったら非常にもったいないからである．

　と同時に，アメリカで臨床をすることが人生の目的であってはいけない．アメリカに留学して自分の人生にどう役立てたいか，その先の Vision を持つことが大切である．

私たち家族の Vision

　私が Vision をもってアメリカに渡ったか？　答えは NO である．何を隠そう私は，当初，夫の Vision に引きずられて，それを全面的にサポートするために1歳の息子と3人で渡米したのである．1994年のことである．

　でも"私たち"には Vision があった．薩摩隼人である夫は鹿児島大学医学部を卒業してから聖路加国際病院の内科に研修医として上京した．聖路加国際病院での研修中に癌の専門医を目指す志をもった．その当時は日本では腫瘍内科という診療科はなく，勉強できるところはがんセンターなどに限られていた．そこで，ぜひアメリカで腫瘍内科を学び，それを日本へフェイードックしたいと考えるようになったのである．

　聖路加での研修を終えた後に，これから必須の知識となるであろう分子生物学を学ぶために，また，まずは研究職で渡米するために，慈恵医科大学の研究室の研究員となっていた．2年後にそこからハーバード大学ダナ・ファーバー癌研究所（Dana-Farber Cancer Institute, Harvard University）へ留学することになったのである．

　私はというと，聖路加国際病院はじめての女性外科研修医であり，初の女性外科チーフレジデントとして多くの手術をこなし始めていたときに妊娠し，しかも切迫流産になりかけ，念願のチーフレジデントを途中であき

らめることになった．このときは周りの方々にも迷惑をかけたし，非常に悔しい思いをした．

　しかしながら，そのとき，現在の一人息子ががんばって私の子宮にへばりついていてくれたおかげで，私は母親という貴重な役割を経験させてもらえていることにいま感謝である．まさか，そのとき悔しい思いであきらめた外科チーフレジデントを，後にアメリカの外科プログラムで達成できるとは……まったく予想だにしなかったことである．

整う準備と，険しい道のり

はじめて触れたアメリカ

　1歳の息子を連れて家族3人で1994年にアメリカ・ボストンへ渡った．ハーバード大学での夫の研究生活が始まり，私は母親業を楽しむべく過ごしていたが，さすがに天下のハーバード大学を目の前にして勉強しない手はないとむずむずしてきた．

　夫もそんな私の様子を感じてか，週1回水曜日の朝7時から8時に行われている乳癌の Multi-disciplinary conference を見つけてきてくれて，その間は子どもをみるから参加したらといってくれた．

　カンファレンスに参加して刺激を受けていた矢先に，カンファレンスを主宰していた Breast medical oncologist の Dr. Daniel Hayes が，ちょうど自分の独立した研究室を持つことになり，研究フェローとして働いてくれる者を探していた．私が何の仕事もしていないことを聞きつけ，ぜひフェローとして乳癌の研究をしてみないかとオファーがあった——Dr. Hayes は生涯における Mentor のひとりで，その後も彼がワシントンDC のジョージタウン大学ロンバルディ統合癌センター（Lombardi Cancer Center, Georgetown University）に異動したのに伴い，一緒に移り，研究室の引っ越しも経験した．乳癌の研究を通して多くのことを学んだ．

　そんなありがたい話に乗らない手はあるものかと，早速，Harvard

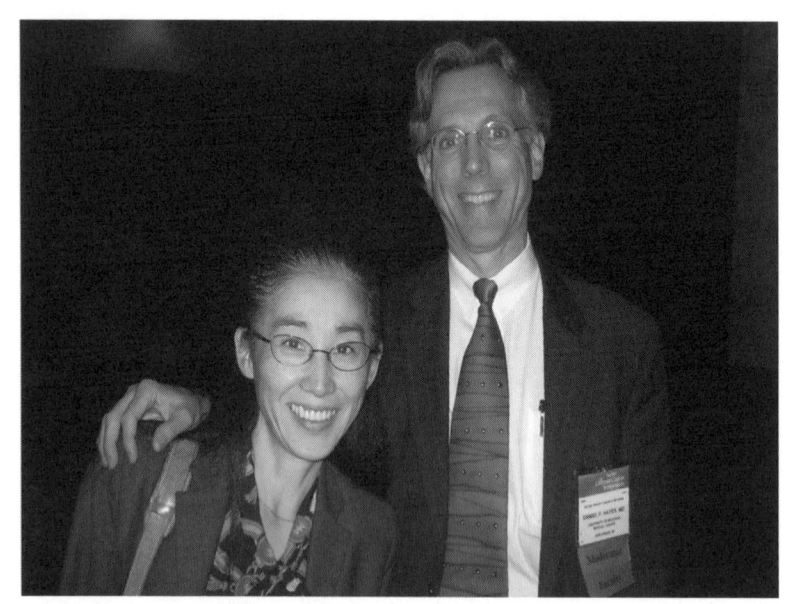

▲私の Mentor の 1 人である Dr. Daniel Hayes と

　Medical Area の保育園に息子を預けるべく申し込みにいった．ところが300人待ちの状態と聞かされた．Director からは 2 週間後に電話するよう言われたものの，アメリカに来たばかりで，英語に自信もないし，電話なんて怖くてかけられない．

　結局，毎日の子どもとのお散歩コースに保育園を加え，足しげく通った．英語をろくに話さない謎の東洋人が毎日毎日「Please」といって，子どもを連れてやってくる．さすがの Director も仕方なく息子の入園を許可してくれることになった．熱意をもって交渉する（？）者に対する，アメリカの寛大さを初めて体験した．

夫婦での USMLE 受験

　さて 1 歳半の息子を保育園に預けて，私もフルタイムでの研究生活が始まった．アメリカでの生活を整え，慣れるのに大変であった時期が過ぎ，生活も落ち着きを見せ始めた頃，夫は臨床研修の準備をすべく USMLE

（United States Medical Licensing Examination）を受験しだしていた．

　夫はUSMLE Step 1 に合格すると，Step 2 の勉強を始めるにあたり，一緒に勉強しようと私を誘った．毎朝3時に起きての勉強の成果であろうか，だめもとで受けたStep 2 に合格した．夫との特訓はその後も続き，次にStep 1 を目指し勉強をするようになった．週末，子どもを室内遊技場で遊ばせながら，夫が使った参考書をもとに教わりながらの勉強が続いた．

　アメリカでの臨床研修など考えてもいなかった私が，夫に背中を押されながら，こうしてECFMG（Educational Commission for Foreign Medical Graduates）のCertificateを取得した．

再起を期して
　2人でECFMG certificateを取得し，夫は臨床研修を目指して何度かレジデントに応募したものの，道は非常に険しかった．アメリカでの臨床経験がないこと，アメリカ人医師からの推薦状のないことが不採用の理由であるようだった．

　そこで夫は研究生活を一時休止し，野口医学研究所の助けを借りて，フィラデルフィアのトーマス・ジェファソン大学（Thomas Jefferson University）でExternshipを行った．その時の推薦状を携え，レジデンシーのマッチングに臨んだが，まったく手応えなく終わった．

　夫が再び研究生活に戻り仕事を始めていたところ，私のボスのDr. Hayesからジョージタウン大学の内科のPreliminaryに1人空きが出たとの情報がもたらされた．内科のProgram Directorからの話だった．早速面接してもらい，そのポジションをいただくことができた．

　ただ，それが決まったのが6月末の研修プログラム開始直前で，夫も研究をまとめる必要もあり，結局，8月より晴れてジョージタウン大学の内科研修医として勤めることになった．

　しかし，夫にとって長年のブランクの後の研修はそう簡単ではなく，特に内科は自分の知識を皆に言いまくってなんぼの世界である．「男は黙っ

て仕事しろ」タイプの典型日本男児の夫は評価もよくなく，もちろん自分の実力不足もあって結局2年目のポジションに進めなかった．

　夢破れたとまでいかなくても，一度はあきらめて日本へ帰国し，医師を辞めることさえ考えた夫だったが，研修中に出会った患者さんとの心の通い合いや患者さんへの思いから，やはり夢をあきらめるわけにはいかず，再度，挑戦することになった．

呼び覚まされた外科への思い

　私は，夫が内科研修医としてジョージタウン大学で研修している間に，幸運なことに外科のプログラムで1カ月間 Externship の研修を受けさせてもらえることになった．ちょうど医学生が休みに入っていた6月に，州の Temporary license を取得しての参加である．3日に1回当直をとり，手術に入るというインターンとほとんど同じ経験が得られた．

　すでに30代後半になっていた私は，果たして外科研修に耐えられるだけの体力があるどうか正直不安だった．しかしこのときに，「まだまだできる」「自分は本当に外科が好きなんだ」と再認識した．たった1カ月の経験だったが，ある意味で私の人生の重要なターニングポイントだったと思う．

　夫はその後ハワイ大学（University of Hawaii）での Externship の経験を，再び野口医学研究所の助けを借りて実現することができた．インタビューも受け，ハワイ大学での研修の可能性を探っていた．私にも外科の研修医として応募することを勧めてくれたので，そのための書類の準備をしていた．

　推薦状をジョージタウン大学の外科での Externship をもとにお願いするとすぐに，身に余るほどの内容の推薦状が集まった．夫に背中を押されながら，これで私も研修応募の態勢が整ったわけである．

2度目のマッチデー

　さて，そんな状況でマッチングデーを迎えた．夫のマッチングの結果は"Unmatched"であった．夫は私にもスクランブルで外科のプログラムに応募するように勧めた．どちらでも決まったほうへ行こう，と．

　私は，ハワイ大学の外科と，ジョージタウン大学のプログラムにスクランブルで書類を提出した．夫もいくつかの内科のプログラムにスクランブルを試みたが，電話，ファックスがなかなか繋がらず大変な思いをした．

　スクランブルの結果が解禁になった瞬間に，私のもとへジョージタウン大学から電話がかかってきた．採用の通知である．結局，夫と私のスクランブルの試みはその採用通知で幕を閉じた．

　その後，夫は自分の夢でアメリカに渡ってきたにもかかわらず，外科のポジションを得た私を——1年間自分はまた研修に入る準備をしながら——「主夫」としてサポートするといって，料理の腕をあげはじめた．私は夫の気持ちを考えながらも非常に感謝し，一方で自分の好きな外科にとうとう戻れることを心待ちにしていた．

　当時，私はジョージタウン大学のResearch Instructorであったので，ボスであるDr. Daniel Hayesにも臨床に戻ることを伝え，研究のまとめにあけくれた．

開かれた道

　ちょうど外科採用通知から1カ月したとき，夫のもとにハワイ大学からメールが届いた．なんと内科のポジションが空いたので来ないか，との誘いである．夫が戸惑いながら，研究所で仕事をしていた私に電話をかけてきた．

　そのニュースを聞いた私は，すぐ様ハワイへ行くことを決意した．外科への思いもたしかにあったが，この1カ月夫がどんな思いで自分を支えてくれたか，それだけで十分だった．何度もくじけそうになり，ついに夫の夢だったその道が私たちの前に開かれようとしている．

　すぐにジョージタウン大学の外科には断りの手紙を届け，ハワイへの

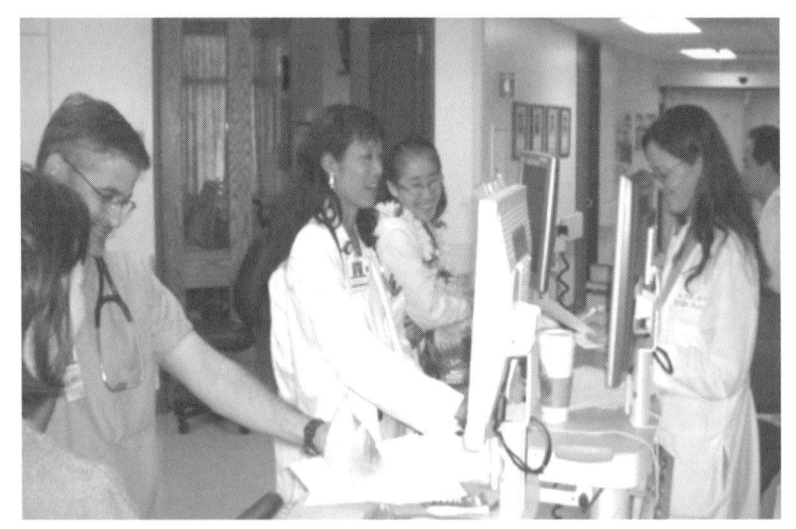

▲ハワイ大学外科でのラウンドの様子

引っ越しの準備に取りかかった．ハワイ大学の外科のプログラムにも電話を入れ，夫が内科のプログラムに採用されたこと，ハワイ到着の折りには外科プログラムの見学をさせてもらえるようお願いをした．

レジデンシーへの応募，それに続くスクランブルでの応募と，プログラム秘書とは何度もメールや電話のやり取りをしていたので，電話をすると，すんなりオーケーがとれた．

さらにその1カ月後──．引っ越しの準備がいよいよ忙しくなった頃に，ハワイ大学の外科のプログラムから電話がかかった．新入レジデントに欠員が出たので，来ないかというのである．

夫と私は手を取り合って喜んだ．ただ，夫婦2人で内科と外科のレジデントを行うには，その当時8歳になった息子の面倒を見てくれる人が必要だった．どうしたらいいか頭を悩ましていたところ，日本から夫の両親などサポートが得られることになり，おかげでハワイ大学での研修を始めることができた．

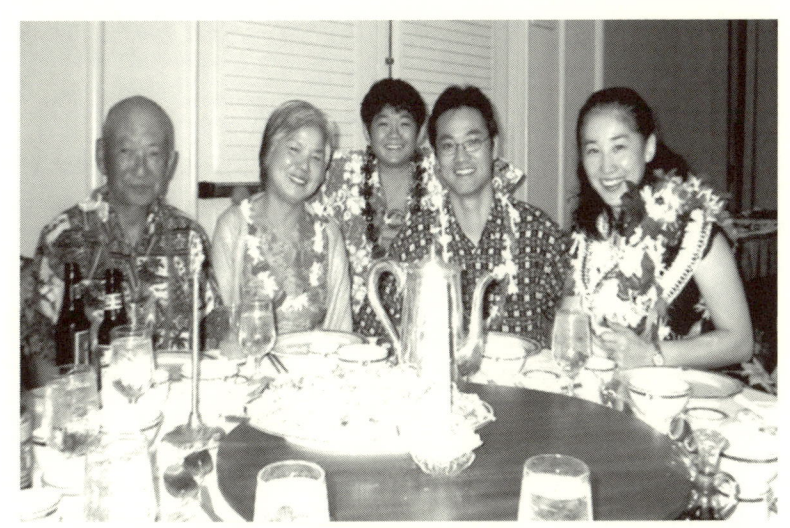

▲ハワイ大学外科チーフレジデント修了式で——支えてくれた夫、息子、そして夫の両親と

チーフレジデントとして再び

　もちろん私が当初入ったのは外科 Preliminary で1年間のみの研修プログラムだ．いわゆる5年間の研修が保証されている Categorical のポジションではなかった．

　ところが，研修を始めてみると Categorical に来るはずの1人が，プライベートな事情で研修を辞退する事態になった．6月末に研修は始まったばかりであったが，10月には私はその Categorical ポジションに就けることになった．

　当時はまだ80時間ルール（80 hour rule）が適応される前で，外科のプログラムの労働条件は厳しかった．レジデントも足りず2日おきに当直をしなければならないこともあった．100時間以上働くような週もあり，非常に忙しかった．

　1年だけと思っていたのが，いきなり5年に延長され，自分の体力が過酷な外科研修を乗り切れるどうか真剣に心配もした．だが，何より外科が好きで，患者さんとともにいられる現場に戻れたことに感謝していた．と

にかく先のことは心配せず，目の前のことに全力を尽くすのみという心境だった．

すると，今度は 12 月にひとつ上の学年の Categorical のレジデントが，ある朝，チーフレジデントと Morning round 中に口論になり病院を飛び出したきり，辞めてしまった．これをきっかけに，プログラムでは私を Categorical の上の学年に編入することが検討された．

外科のチェアーマンは，私の日本での外科の経験とアメリカにおける研究業績をもとに，アメリカ外科学会と交渉し，外科研修 5 年必須のところを 4 年で修了できるよう許可を取った．翌年，Categorical の 3 年目に編入した私は，さらにその 1 年後，研修 4 年目に研修の最終目標であるチーフレジデントに任じられた．

日本への Passion

5 年間のハワイでの研修生活は楽しくもあり，人生の中で公私において一番奮闘した時期であったかもしれない．夫婦 2 人そろっての異国での研修医生活は，ともに励まし合いながら乗り越えた面もあるが，なにより大勢の方々のサポートのおかげと感謝する次第である．

8 歳になった息子をかかえ，母親である私は 3 日に 1 度，父親は 4 日に 1 度は最低でも回ってくる当直があり，簡単に考えても 12 日に 1 度は両親とも当直で家にいない．子どもをひとりで家に残しておくなど考えられないアメリカで，何らかのサポートがなければ生活が成り立たなかった．

夫の両親を始め，ハワイ大学に通う学生，日本からの私の両親の親友など，多くの方々のサポートで研修をやり遂げることができた．

息子もよく理解し協力してくれた．支えてくれた皆への感謝があるからこそ，今の私があり，それが自分の Mission へのエネルギーになっていると思う．

【留学先の情報】

Daniel F. Hayes, MD
Professor, Department of Internal Medicine
Clinical Director, Breast Cancer Program
University of Michigan Comprehensive Cancer Center
1500 East Medical Center Drive
Room 6312
Ann Arbor, MI 48109-5942
Tel: +1- 734-615-6725
Fax: +1- 734-647-9271
URL ● http://www2.med.umich.edu/departments/internalmedicine

Charles E. Cox, MD
Professor of Surgery
University of South Florida
Morsani Center for Advanced Healthcare (Third Floor)
13330 USF Laurel Drive (MDC 52)
Tampa, FL 33612
Tel: +1- 813-396-2482
Fax: +1- 813- 396-2487
URL ● http://health.usf.edu

University of Hawaii Surgical Residency Program
1356 Lusitana Street Sixth Floor
Honolulu, Hawaii 96813
Tel: +1-808-586-2920
URL ● http://www.hawaiiresidency.org/surgery

教育の大切さ

　日本に帰国したのは The next generation に対する Passion である．自分たちがアメリカでいつまでも挑戦者── The next generation として

チャレンジし続けることはできるが，それが私たちの Mission & Vision なのか．答えは NO であった．

 The next generation に自分たちが学んできたことを，ぜひ伝えたい……．

 アメリカでの経験から学んだ一番の財産は，教育の大切さである．医療の現場だけでなく，すべての分野において彼らは The next generation をとても大切にすることに感心した．子どもを大切にするし，社会で子どもの能力を伸ばそうとしている．

 研修の間も，私自身が教育され，自分で下の者を教えることによってさらに成長する機会をたくさん与えられた．教育にかける時間を惜しまない．それぞれの与えられた長所を見つけ，それを伸ばすことに，まず狙いをつけるように思う．

 もちろん，人には短所もあるが，往々にして長所と短所は似通っていて，長所としてそれを伸ばしていくことによって，短所としての性格が薄れていく場合もある．1人ひとりが違い，1人ひとりに適した事柄がある．そんな懐の深いやり方があるように思う．

 帰国してしばらく，日本での忙しい業務に終われ，論文の執筆の時間もなく，やっと論文を書き終えたところで，気分転換に軽井沢に行ったとき，内村鑑三記念館を訪れる機会があった．

 忙しさの中で，自分が日本へ帰国した Passion & Mission が曇りかかっていたときだった．内村鑑三の日本に対する思いに触れ，私は自らの日本への Passion を取り戻せたような気がする．熱い思いがなければエネルギーは湧いてこない．

 日本に帰国して，多くの若者——アメリカ留学を夢みる人たち，またはこれからのキャリアに悩む女子医学生と話す機会に恵まれた．これらの若者に，自分のつたない経験でも共有できればと思うし，自分の失敗から学んでもらえたらと思う．

 そして何よりも，普段指導する立場にある者として，彼らの今，夢と希

望に輝いているその瞳を曇らせたくない．私自身も彼らの熱意に負けないように，彼らに希望を与え続けられるよう日々精進を心がけ志をあたらにしたいと思うのである．

Ⅱ部

京都で医学留学を感じよう
―― '09 年度 JANAMEF 留学セミナーより ――

chapter 1

30 歳過ぎの米国内科臨床研修

滋賀医科大学公衆衛生学部門
大学院生・特任助教
藤吉 朗
JANAMEF Fellow 2002

米国の医療に抱いた思い

33 歳で留学を決意

　私は医学部卒業後は大学に所属せず，市中病院にて内科，外科，小児科，産婦人科を含む3年間の臨床研修を行った．その後同病院にて1年ほど循環器内科を経験した後に，消化器内科にて5年間臨床経験を積んだ．

　30 歳を過ぎた頃から，米国で臨床研修をしたいという思いが強くなり，33 歳の時に一念発起し，それまで勤務していた病院を辞めた．そして東京の市中病院に1年間勤務した後，在沖縄米国海軍病院において，シニアインターンとして1年間，米国の医療を学んだ．米国臨床留学に必要な資格を取得するのにさらにもう1年間かかり，その間は沖縄の市中病院にて勤務した．留学の準備が整った時は，すでに 36 歳だった．

積極的かつ謙虚に学ぶ姿勢

　年齢がマイナス要因であった側面はあるだろうが，私の場合のプラス要因としては（1）臨床経験に自信があった，（2）英語がある程度得意かつ好きであった，（3）若干の英語論文があった，という点が挙げられたと思う．

　また，沖縄米海軍病院の受験および同病院でのインターン期間中に，若くて優秀かつ人間的にも魅力的な医師の方々に出会えたことも非常に幸運だったと思う．その方たちからおおいに刺激を受けた．自分の置かれている現実を謙虚に認識し，そこから目標達成を目指す姿勢を学んだ．

　この頃から，「若い人であろうと，どこの国の人であろうと，学ぶべき点は積極的かつ謙虚に学ぶ」という姿勢を私自身が意識的に貫き通してきたと思う．タイトルに掲げた「30歳過ぎの米国内科臨床研修」の秘訣を一言でいうならば，この姿勢とその学びを実際の場面に生かしていく努力，に尽きると思う．

　卑近な例を挙げると，当時は沖縄米海軍病院のインターンの多くがPDA（personal digital assistance：現在ではiPhoneなどのスマート・フォンの全盛で，消滅しかかっている？）を持ち歩いており，処方薬の詳細情報，医学辞書，英和辞典などがこの小さなdeviceに収められていることを知ったときは衝撃だった．早速SONYのCLIE（2005年出荷終了）を購入したことを記憶している．

大学院入学と予防医学を通じた社会への貢献

2つのアカデミアを経験

　ハワイ大学（University of Hawaii）の内科レジデントとして，37歳からの3年間を過ごした．頑張った甲斐あって2004－2005年度 Resident of the Year を受けることができ，米国内科認定医の資格も取得できた．

　ハワイ大学の3年間で自分なりに進路に関する模索を重ね，予防医学の

フェローシップに進むことを決意した．幸いにもメイヨー・クリニック（Mayo Clinic）の予防医学フェローシップに進むことができ，40歳からの2年間をミネソタで過ごした．

予防医学フェローシップでは一般に公衆衛生学修士（Master of Public Health（MPH））を取得することがカリキュラムの一部である．メイヨー・クリニックはこの学位を自前で教育・授与できないために，同州のミネソタ大学にて取得することをフェローに義務付けていた．このような経緯で私はミネソタ大学の公衆衛生学修士（MPH, Epidemiology専攻）を取得し，また米国予防医学認定医も取得し，フェローシップを終えた．

今から考えるとこのようにメイヨー・クリニックとミネソタ大学といった2つの異なるアカデミアを経験できたことはこの上もない幸運だったと感じている．また，米国の大学院学費が日本に比べ1桁高いこと，その学費をすべてフェローシップが負担してくれることを考えると非常に貴重なフェローシップを勝ち得ることができたと思う．

予防医学はこれからの学問

その後，2007年に帰国し，現在は滋賀医科大学社会医学講座において，大学院生かつ特任助教として，疫学研究や予防医学に従事している．臨床医学から離れ，現在の研究職に就くことを決心したのは，（1）予防医学を通じて世の中に貢献したいと思ったこと，（2）しかし科学としての予防医学はまだ若い学問であると気づいたこと，（3）予防医学の科学的エビデンスの発信源として，疫学研究が重要であると考えたこと（米国ではFramingham研究が有名な疫学研究である），などの理由である．

日本でも優れた循環器疾患の疫学研究を行っている施設がいくつかあるが，中でも代表的な施設である滋賀医科大学公衆衛生学部門[1]の大学院生としてこの分野で一から勉強することとした．

この決断は同講座の上島弘嗣教授（役職名は当時．現在は同大学生活習慣病予防センター特任教授）の助言を受けてのものだった．

それまで大学医局に属した経験のなかった私であるが，大学院生として

の正攻法の"大学院入学"は当時,教授であった上島先生のお人柄や教室運営方針もあいまって大変スムーズに進んだ．後で知ったことだが,この教室は私が内科レジデントを行ったハワイ大学を含む米国のコホートと10年近く共同研究（ERA JUMP研究など）を続けている教室であった．

この進路を選んだことを非常に幸運に思っている．現在,私自身はその10年間ほど続く共同研究の実務担当者としての活動の場を与えられ,今まで得た臨床経験と,ミネソタで学んだ疫学の知識を総動員し,充実した研究生活を送っている．

米国臨床留学で得たもの

系統的な医学知識の習得

米国臨床留学で得たものの中でまず挙げるとすれば,内科臨床に必要な医学知識を系統的に身につけることができたことであろう．

USMLE（United States Medical Licensing Examination）にすべて合格するためには,膨大な量の医学知識を身につけることが不可欠だったが,実際に留学してレジデントとして働いた際に,学んだものがどのように実際に医療として行われているかということを目の当たりにすることができた．また,知識そのものに加えて,その知識の身につけ方（自分の分野に関連した医学雑誌に目を通す習慣）を学んだことも重要である．

中心静脈ラインの挿入,気管内挿管などの手技に関しては,日本にいたほうがはるかに多くの症例数をこなせたし,腹部超音波や心エコーなどにいたっては米国ではtechnicianの仕事ということでレジデント/フェローの私がこれらの検査をやる機会は皆無だった．

鍛えられたプレゼンテーション能力

米国ではまた,医療面接における態度・技術が重要視されている点も医師として大変勉強になった．

父権主義（paternalism）を排除し患者と共にゴールをめざすことに主眼を置いた面接技能，患者に不快な思いをさせないようにしながら，いかに治療上必要な情報を収集するかといった問診技術を学ぶことができた．このような面接態度・技術は父権主義を嫌う米国文化もさることながら，今の時代の医療への要求が形作ったものであろう．

　医療従事者同士のコミュニケーション・スキルについても，多くを学ぶことができた．具体的には，状況や相手に応じた適切な用語，明快な論理性がとりわけ要求された．

　特に英語を母国語としない私のような者にとっては，これらの点を強く意識しないと相手になかなか伝わらなかった．そして，時には患者に対してであれ，一緒に仕事をする医療従事者に対してであれ，毅然とした態度で臨まなければならないこともあるということを学んだ．臨床情報のプレゼンテーション能力が鍛えられたことも，米国臨床留学で得た大きな収穫である．

　また，Evidence Based Medicine を徹底的に叩き込まれることによって，原著論文を批判的に吟味した上で，「この論文から○○が明らかにされているから，現在の医療で△△を行っているのだ」といったことを理解できるようになった．

同じ土俵に立つ覚悟

　日本での臨床経験が長い分，患者の扱いに慣れていること，そしてある程度手技が身についていることに助けられた場面も少なくなかった．研究分野であれば，特定の分野に秀でた能力・経験・業績のある方もいるだろう．

　ただ，経験や知識にとらわれすぎてしまい，「あの病院・施設ではこうしていました」と，柔軟な対応ができなくなってしまう．医学・医療というのは日々，進歩しており，昨日は正しかったことが，必ずしも今日は正しくないということが実際に起こる．テクノロジーの進歩も目を見張るばかりであり，UpToDate や PDA などといった情報源やその関連 device も

常に新しくなっていくということを意識している必要がある.

　また，自分よりも年下あるいはキャリアの少ない人々と一緒にレジデンシーや業務を行うことになるわけだが，彼らと同等の扱いをされることに少なからず抵抗を覚えたり，異なる意見を述べられた際に,「俺のほうが臨床経験がある」との思い（"思いあがり"であることもままある）があるために，つい相手の意見を疎かにしてしまうことがあるかもしれない.

　そういった時に冷静に対処できるように自らを律していくことが必要となってくる.「長い臨床経験がある」ことが必ずしも正しい判断や知識を持ち合わせていることを保証しない. また，自分の判断が正しくても相手の意見をおろそかにすること自体が「同じ立場のレジデント / フェロー」であることを忘れた態度であるに違いない.

英語力を磨くには

　以下に，医学研修に必要な英語力を磨くための方法を思いつくままに列挙する.

・まずフォーマルな英語を身につける

　英語力に関しては，レジデントであろうとも，プロフェッショナルな医師として，実際に臨床現場で患者と接するのであるから，正確な専門用語,フォーマルな英語を身につけることが最も重要である. そしてある程度,語学力がついた段階で，次にインフォーマルな，少しくだけた英語を学習することをお勧めする.

　フォーマルな（医学）英語を身につけるひとつの方法として，まずは医学雑誌になれることであろうか？　お勧めの英語雑誌をまず挙げるとすれば, *New England Journal of Medicine* の Review Article や *Annals of Internal Medicine* の Journal Club といった広く一般臨床医を対象としたものであろう.

　また，英語でプレゼンテーションを行う際に重要なことは,"流暢に"

ではなく"はっきり"と話すことであり，正確な医学情報に基づいた知識と論理の流れ，聞き取りやすさといったものを大切にすると，優れたプレゼンテーションを行うことができる．

　最終的には中身が大切だと意識すると，英語に臆することはないということがわかってくる．特に英語が母国語ではないので，表現の枝葉にこだわるのではなく，"何が幹か？"を考えてプレゼンテーションするようにすると，どんどん力がついてくるだろう．

・**英語の勉強方法**（いくつかのリソース紹介）

　英語でプレゼンテーションする機会を意識的に設けることは有用である．英語の塾や在日米国海軍病院，あるいはその他の研修病院などで，native checkを受けることは英語力の向上にとても役立つ．また，native checkを受けることができない環境であったとしても，日本には様々なリソースがあるので，それを活用することをお勧めする．

　*Steadman's Medical Dictionary*をこまめにチェックすることも有用である．その際に，例えばacute coronary syndromeをheart attackと言い換える，といったように医学専門用語を一般の人々がわかるような英語に直す練習をすることもお勧めする．

　上述の医学雑誌*Annals of Internal Medicine*[2]やJAMA（*Journal of American Medical Association*）[3]には，"Patient Information" "JAMA PATIENT PAGE"などとして，一般人（患者）向けの病気説明などの項目があり，英語を母国語としないものが専門用語を用いずにいかに英語で説明するかを習得するにはとても良い教材である．また，*Annals of Internal Medicine*の"ACP: Journal Club"は，文献を批判的に吟味する姿勢を養う際に参考になる．

　Websiteのリソースとしては，メイヨー・クリニックのWebsite[4]などは，もともと一般人を対象に企画・作成されているだけではなく，臨床医が監修・吟味しているため専門書よりも平易な表現でわかりやすく医学の概念が説明されていながら，かつ医学的にもきちんとした内容であり，

信頼できるリソースとして私自身も利用している．

　その他にも *New England Journal of Medicine* では，動画による手技の解説が Web 上に掲載されており[5]，日本にいながら，米国の臨床で使用されている医療手技がわかる．同雑誌の "Review article" section も，最近の知見からみた臨床上の問題の総説が掲載されており，興味のある分野に関しては目を通すことをお勧めする．

人間力を磨くには

　海外留学というストレスの多い期間に大きな収穫を得るために重要なのはやはり「人間としての力」だと思う．簡単に列挙する．

・ビジョンを有する

　なぜ臨床留学をしたいのか，留学してどの分野で何を行いたいのかという具体的な目的を明確にし，そして限られた時間枠の中で何をいつまでにするのかという計画を立てること（＝ビジョンを持つこと）が大切である．このようなビジョンを有する人は強い．

　たとえ現時点では立派な目的がなくても，明確なゴールを思い描くことができないとしても大丈夫である．私の場合も，当初は補完代替療法の勉強をしたいために留学を志したが紆余曲折の末，予防医学フェローシップを経て，現在の循環器疫学と出会い，「結局これが自分に最も適した分野だ」と思えるものに出会えた．

・柔軟性を身につける

　ただし，うまくいかなかったときに，次に何をすべきか，目標・計画の変更・修正，そしてなぜ目標達成できなかったのかを振り返り，方向転換できる柔軟性を身につけることは，今後どのような道を進むにしても大事である．

　医学にかぎってみても，そもそも治療法や診断法が唯一無二であること

は少なく，（投入できる社会的資源，経済状況や文化の違いのため）そもそも場所によって異なることがしばしばある．また，今日のglobalizationの影響もあり，"標準的医療"自体も早いスピードで進化（変化）しているのが最近の医学である．

このような状況を考えると，「前の病院ではこうしていました」という"根拠"しか持ち合わせていないようでは，通用しない医師になっていくであろう．常に学ぶ姿勢，柔軟性そして謙虚さを大切にしてほしい．

・リーダーとしての協調性

臨床医療は多くのスタッフが協力して行うものであり，その中でも医師というのは，様々な決定裁量権を有している．そのため，チーム・リーダーとしての役割を果たす状況が多いことを自覚しておかなければならない．

したがって"リーダーとしての協調性"，すなわち"周囲の人（チーム）を大事にし，人の言うことを本気で理解することに努め，チームとしてより良い医療をより安全に，より効率的に提供することができる力"を磨いていく必要がある．

留学に向けて

・予防接種について

留学する国によって，求められる予防接種の種類が異なる．必要なすべてを接種するのに時間がかかることから，早めに対処しておくことが得策である．米国では結核検査（ツ反），予防接種としては水痘，麻疹，風疹，B型肝炎，破傷風トキソイドなどが必要である．

・履歴書（curriculum vitae: CV）について

CVは今から作成の準備をしておくことをお勧めする．場合によっては

小学校からの情報が必要になる場合もある．勤務病院の住所や電話番号等も，研修初期から調べていくのは時間がかかったりすることもあるので，適宜記録しておいたほうがよい．また，クラークシップや海外での見学経験（externship, observership, seminarなど），ボランティアをした時の内容とか期間も大切である．論文や学会発表も記録しておくとよい．

　業績はもちろんあったほうがよいが，業績がなくても道は開ける．過度に心配しなくても大丈夫である．

・他人のpersonal statementのコピペは絶対禁忌！
　〜plagiarism（盗作・剽窃）について〜
　本稿校正中に重要な論文が出たので，それにまつわる話と共に付記したい．その論文は"Plagiarism in Residency Application Essays（Annals of Internal Medicine July 20, 2010 153:112-120）"である．「米国レジデンシーで提出を求められるpersonal statementの約5000例を検討し，他人の文章をコピー＆ペーストした"盗作"と思われるものが5％もあった．盗作は非米国市民，米国以外の医学部出身者などに多くみられた」という内容である．

　まず，言うまでもないことであるがレジデンシーやフェローシップにおいてこのようなコピー＆ペーストは絶対禁忌である．医師の世界は米国でも，狭いものである．一度plagiarismの烙印を押されると他のプログラム関係者に知れ渡る可能性は十分ある．ましてや，上記論文が出た後は日本人がレジデンシーに応募する場合，「盗作しているかも？」と疑ってかかられる可能性が高くなる．

　知的財産に対する意識の高い国々では（日本もそういう国だと思いたいが），他人の"盗作"を行うことは最低の行為と考えられている．安直な気持ちでのコピー＆ペースト（盗作）は慎むべきである．

＊　　　＊　　　＊

　米国での臨床研修とその過程で得るものは非常に大きい．医師国家試験

に合格できる人は，基本的には米国留学を可能にする潜在的な能力は有していると私は信じている．自信をもって臨んでほしい．ただし，海外で臨床研修することの目的意識，そのための努力，周囲のサポート・理解，生活・勤務環境の整備なくしては越えがたいハードルも多いので，それらの環境を整えるための努力や関係者（家族も含む）への配慮・対話が必須である．

　以上，少しでも参考になれば幸いである．また，この場を借りて，私が米国留学を実現するに当たって大きな援助や助言をいただいた日米医学医療交流財団，野口医学研究所，N Program（東京海上日動メディカルを通じた留学プログラム）の皆様に感謝の気持ちを表したい．

［註］
1）http://hs-web.shiga-med.ac.jp/
2）http://www.annals.org/
3）http://jama.ama-assn.org/
4）http://mayoclinic.com/
5）http://content.nejm.org/misc/videos.dtl

chapter 2

胸部心臓血管外科における米国臨床フェロー経験

倉敷中央病院
心臓血管外科医長
島本　健
JANAMEF Fellow 2001

　1995年に京都大学医学部を卒業した．同大学病院心臓血管外科にて1年間研修を行った後，医局人事によって，1996年から2001年までのほぼ5年間を島根県の松江赤十字病院にて勤務した．

　2001～2003年まで，米国ユタ州ソルトレークシティLDS病院において，胸部心臓外科フェローで臨床留学を行った．

　帰国後，京都大学の関連病院である三菱京都病院心臓血管外科に2年間勤務し，2006年から京都大学心臓血管外科大学院に進学した．2009年からは岡山県にある倉敷中央病院心臓血管外科に勤務している．

学生時代に行った留学準備

イギリス短期留学での体験

　学生時代から漠然と，留学したいとは思っていた．大学入学時は英語は苦手ではなかったが，帰国子女ではなかったので，流暢にコミュニケーションできるレベルではなかった．留学先については日本より豊かで進ん

だ医療を学びたい，日本ではできないことを経験したいという思いがあったことから，英語圏，しかも北米だと決めていた．

5年生の時にイギリスのニューカッスル・アポン・タイン（Newcastle Upon Tyne）に短期留学を行ったことは，北米への留学の気持ちを後押しした．というのも，その時，教育としては素晴らしいことを学ぶことはできたが，イギリス自体が貧しいというような印象を受けたため，ここで新しいもの，あるいは未来が開けていくという感覚を得るのは非常に難しいと感じたからである．

英語上達の早道とは

当時は Kaplan Japan のような留学のための塾がなかったので，USMLE（United States Medical Licensing Examination）受験対策として，学部5年生の頃から週2回ぐらいで勉強会を行っていた．また，日米医学医療交流財団主催のセミナーに出席して，成功体験を聞くことで，モチベーションを上げていた．

英語については，留学の有無にかかわらず，英語でコミュニケーションできることは人生を豊かにすることであろうと思っていたので，大学時代に力を注いで勉強した．具体的な勉強方法としては，NHKの「やさしいビジネス英語」のビニエットを毎朝暗誦し，誰よりも早く教室に行って，教室の前に立って一番後ろの人に声が届くくらい大声を出して，そのビニエットを復唱していた．

というのも，英語に自信がないと，どうしてももそもそと小声で話してしまいがちである．上達への早道は，発音が良かろうが悪かろうが，明確に大きな声でわかりやすく会話することだという信念があった．

アルクのヒアリングマラソンを受講すると同時に，その道のプロと同じモチベーションを有したいと思い，医学部の3年生，4年生ぐらいの時に，通訳者，翻訳者を養成するための講座を開講しているサイマルアカデミーの通訳者養成講座を受講していた．また，自分の進歩を点数化によって確認したかったので，TOEFL，TOEIC は頻繁に受験していた．

USMLEについては，Step 1 を 5 年生の時に，Step 2 を 6 年生の国家試験直前に受験し，合格最低点ぎりぎりぐらいで合格した．当時は「USMLEの点数が悪いと外科のレジデンシーには絶対入れない」と言われており，実際に留学した際に「君のUSMLEの点数は相当よくないな」と留学先の上司に言われたことがあった．USMLEの点数が留学先での自分を評価される指標の 1 つになっていることを実感した．

勝負のポイント

数多くの症例数を経験したい

　母校の心臓血管外科に入局した．心臓外科というのは，多くの症例を経験することが心臓血管外科医としてやっていく上で最も重要なファクターであり，できるだけ多くの症例を経験できる病院で研修し，できるだけ多く執刀することが重要である．しかし，日本では 1 病院当たりの症例数は比較的少ない．そのため，多くの経験を積むためにはやはり留学をしたいと考えていた．

　学部卒業後 2 年目から赴任した松江赤十字病院は医局の関連病院であり，年間の開心術は 120 例ほどであった．平均よりはやや多い症例数であったが，赴任する前はもっと症例数の多い病院で働きたい，このままではいい教育は受けられないという気持ちは否定できなかった．

　しかし実際に働きだしてみると，予想に反して，上司はマンツーマンで様々なことを教えてくれた．指導は愛情にあふれていた．医局の関連病院ということもあり，上司は後輩を育てることに対して面子があり，とても大事にしてもらった．

　松江で働き出して 4 年経ったときに「留学したい」と上司に相談したら，「1 年待ってくれ」という返事が返ってきた．その通りに留学を延期することにしたら，非常に多くの執刀をさせてくれるようになった．人と人との関係というのは，とても大事だなと思った．

その後，米国に面接に行った際，LDS 病院の有名な心臓血管外科医である Dr. Donald Doty に「じゃあ，ちょっと手術室に行って，Dr. Roger Millar の前立ちして」と突然言われた．手術室では冠動脈バイパス手術を行っていた．右側冠動脈を縫合する段階になった時に，Dr. Roger Millar がホイッと持針器を渡してきた．ここが勝負だと悟った．これはテストなのだと．

日本で経験もあり，かつ練習していたこともあり，平静を装いつつ，内心は必死になって手を動かした．すると，後からプログラムの担当者が姿を見せ，「Roger，こいつはどうだ？」と声をかけ，Dr. Roger Millar が，"He can put stitches, he is good.（彼は運針が上手だ）" と答えて，合格が決まった．

勝負のポイントがどこにあるのかというのは，自分の予想を超えたところにあるので，様々なことに幅を広げておくことが後に重要な場面で自らを助けてくれるだろう．

現実的な選択

正直なところ，Surgical レジデントから正式な Cardiothoracic surgery のプログラムに入って，米国の専門医資格を取得したかった．当時，実際に米国の病院を見学したが，今ほど外国人留学生を受け入れていなかった．そのため，グリーンカードもなく，USMLE の点数も低かったので，レジデンシーを選択することは現実的ではなかった．

米国で Clinical fellow として働く

留学先の決め手は執刀数

留学先の LDS 病院はユタ州ソルトレークシティにある．モルモン教の中心地であり，白人が多い．治安は比較的よい都市である．この病院では年間 1600 例の開心術があって，移植や補助人工心臓プログラムも活発で

あった．

　ただし，以前はモルモン教の病院であり，モルモン教自体が米国人の中ではあまりイメージがよくなかった．そのため，レジデントやフェローの獲得に苦労しており，レジデントやフェローに執刀の機会が多いと聞いていたので，留学先にこの病院を選んだ．

LDS病院での日常スケジュール

　朝6時からICU回診があった．7時半から1例目が執刀開始となる．1例目が終わったら，一緒にICUにあがって簡単な指示を出す．そして昼過ぎから2例目の執刀が開始となる．多くは1日2例だが，3例目も少なからずあった．

　米国人レジデントの多くは，30歳代半ばだったので，子どもが小さいことが多く，「5日間，子どもの顔を見てないから，家に帰らせてくれ」あるいは「どうしても今日は家に帰って水やりをしなきゃならないから，お前，3例目を取れるか？」と3例目の執刀を避けたがるので，独身だった私は「わかりました．じゃあ，僕やります」と担当を引き受けることが多かった．そういった場合，米国人の上司は気を遣って，よく手術を執刀させてくれた．

　当直は3日に1回で，誰かが体調を崩すと2日に1回になった．当直をすると，翌日は自分の好きな手術を選べるというルールになっていたので，当直の翌日は執刀させてくれそうなところ，あるいは興味のある手術を選ぶことができた．移植や補助人工心臓の手術はたいてい夜中にやっていた．

帰国のきっかけ

　LDS病院のプログラムは最長2年間だった．そこで留学した次の年に，テネシー大学（The University of Tennessee）にアプリケーションしたりもしたが，私の前任者のフェローが様々な抜け道やルール違反をして病院に長く居座っていたので，外国人がそれ以上長く病院にいられる雰囲気ではなかったこと，また，外国人であることにやや疎外感を感じていたこと

もあり，永住については選択肢として考えられなかった時に，教授から「もう帰って来い」という連絡があった．

帰国後は大学院でステントグラフトの研究を行った．経皮的僧帽弁交連切開バルーンの発明者でもある井上寛治先生と一緒にイヌに新しいステントグラフトを植え込み，その成果が Journal of Thoracic and Cardiovascular Surgery という心臓血管外科の中では一番よく読まれている雑誌に論文として採択された．よい研究ができたのも留学して一流の教育を受けられたこと，そして大学院でも一流の研究をやりたいという高いモチベーションのもとにあったからだと思う．

トップを目指せ！

一流心臓血管外科医による刺激

圧倒的な症例数，執刀数を経験することができた．留学前の研修病院である松江赤十字病院では上司に恵まれて，2年間で100例くらいの開心術を執刀させてもらったが，それを軽々と上回り，留学中の2年間で420例ほど執刀することができた．

また，米国の一流心臓血管外科医を至近距離で観察することができた．学会会場の大スクリーンで話していたような著名な医師と同じ職場で働いたことは，いい刺激になった．

留学中のボスだった Dr. Roger Millar は年間250例もの手術を自ら執刀する1億円プレーヤーである．しかし，彼に手術のコツを質問した際に「君は私が雲の上の人だと思っているかもしれないけれども，どれだけうまくなっても，大きい手術の前には夜中に，手術中にへまをしでかして患者が死にそうになっている夢で3回くらい目が覚める」という言葉が返ってきた．「これは技量が上がっても決して消えることのない呪縛なのだ」──心臓血管外科医として生きていくということは，そういった心の葛藤とずっと向き合っていくことなのだということがわかったのも非常に大

きかった.

　医師として一流になれば，バケーションも悠々ととれて，心に余裕ができるわけではないのだ．日本に帰っても，一流になれるかどうかわからないという私に，彼は"There is always a room for the top.（トップには必ず活躍の余地がある．だから必ずトップを目指せ）"と，常に励ましてくれた．それはこれから医師として生きていく上で大きな励みになった．

　英語でのコミュニケーション能力を磨くことができたのも大きな収穫である．

　そして，この留学において，将来的には日本人の患者を診たいという自分の気持ちを確認できた．米国ではどれだけ真面目に一生懸命診療にあたろうと思っても，患者の名前や顔をぱっと思い浮かべることができなかったからだ．

　実際に留学してみなければ，海外で働きたいという思いがずっとくすぶっていただろう．自分のこれからの行き先に自信を持つことができた．

医学以外の会話の引き出し

　英語でのコミュニケーション力が不十分である以上，留学先でまず自分の能力を証明してくれるのは，やはり分厚い履歴書（Curriculum vitae: CV），豊富な研究実績，そして一流雑誌に掲載された論文等である．したがって，留学前にできるだけ多くの実績を積み上げることが大切である．

　また，英語のトレーニングは十分に行っていくことをお勧めする．どれだけ準備しても，十分ということはないだろう．そして，留学前の時間があるときに，話題の引き出しを増やしておくことをお勧めする．

　外科は特に手術の時間が長いので，医学以外の会話をする時間がすごく長い．そのため，政治経済，スポーツ，オペラ，ワイン，昔の映画など，様々な知識をつけることは，後々に役に立つ．留学当時は上司が好きな地元野球チームの前日のスコアを覚えていた時期もあった．わからないと答えると，上司の機嫌が悪くなったりすることが実際にあるのだ．

　また，私は当時独身だったが，家族と一緒に留学できたら，様々な異文

化体験を家族と共有できて，楽しかっただろう．

成功の秘訣

　成功の秘訣とは何だろう．プロとして一芸を極めたいという情熱，一緒に仕事をしていて楽しいだろうと受け入れ先の病院が感じてくれるような，豊かな話題・ウイット・人間性，そしてその情熱と人間性を伝えるコミュニケーション能力を有することが挙げられる．これは日本でも米国でも同じである．

フェローの経験が今に生きる

　様々な情報が入手できる時代であり，日本にいると米国の医療の素晴らしさばかりを耳にするが，実際に留学することで，米国のレベルは決してすべての部分で高いわけではなく，日本も負けてはいないということがわかった．そして，そういう体験を経たからこそ，自分の領域では米国のそれに負けないぞ，何としてでも追いついて追い越してみせる，というモチベーションにつながった．

　数多くの執刀経験を積めたことは，帰国後に若い医師を指導する上で大変役立ってもいる．米国では若い医師に執刀させる際にできるだけミスを少なくするようなノウハウや工夫が蓄積されていた．これも留学によって得た財産である．

chapter 3

学生時代に感じよう

1. フィンランドでの短期基礎研究留学

福井大学医学部3年生
前田亜里紗

期間：2009年8月3日～31日
場所：フィンランド・ヘルシンキ大学中央病院

フィンランドの移植事情

　フィンランドはサウナ発祥の地で，サンタクロースやオーロラ，また携帯会社ノキアで有名で，人口約500万人，緑と湖に囲まれた自然豊かな国である．土地面積は日本から四国を除いた程度の大きさで，1平方キロメートルあたりの人口密度がわずか16人である．公用語はフィンランド語とスウェーデン語だが，かなりの割合の人が英語も話すことができる．
　2009年8月3日から31日までの4週間，フィンランドの首都ヘルシンキにあるヘルシンキ大学中央病院（Helsinki University Central Hospital；HUCH）の Surgical Hospital に短期留学を行い，Krister Hockerstedt 教授のもとで肝臓と腎臓移植のプロジェクトに参加した．この病院は，以

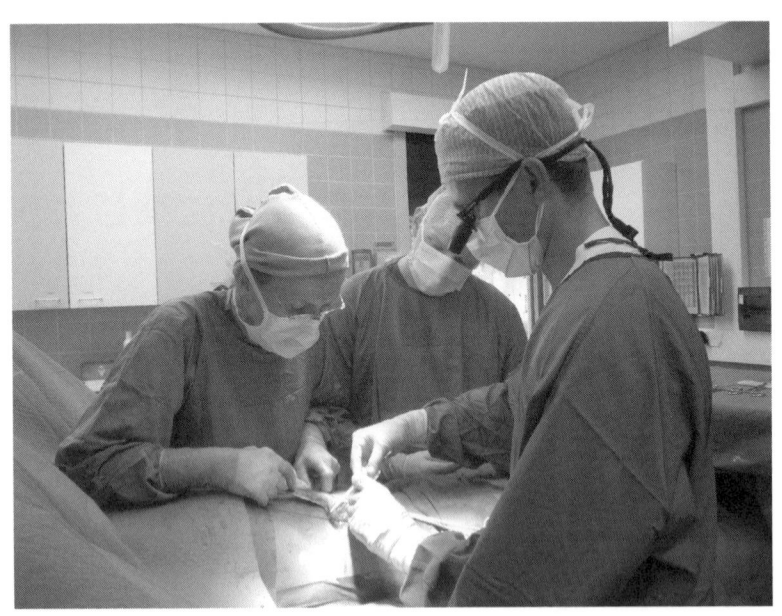

▲腎臓移植手術の見学

　前は政治を行う場として使われており，現在は価値ある建築物として保護されており，素晴らしい外観である．

　私の留学した Transplantation office は1981年に設立され，5人の移植コーディネーターがシフトを組み，24時間365日体制で勤務していた．

　フィンランドが初めて移植に成功したのは，1964年の腎臓移植であり，1982年に肝臓，1985年に心臓，1990年に肺と，次々と移植が行われた．成功した時期はどれも日本よりやや遅れている．

　日本と異なり，生体間での移植が認められるのは腎臓だけである．したがって，生体間移植の件数は，日本に比べてはるかに少ない．

　しかし一方で，フィンランドは1971年に世界で初めて，法律で脳死を人の死と定めた国でもある．80％の人が臓器移植を肯定的にとらえているものの，ドナーカードの所持率は20％とあまり高くない．

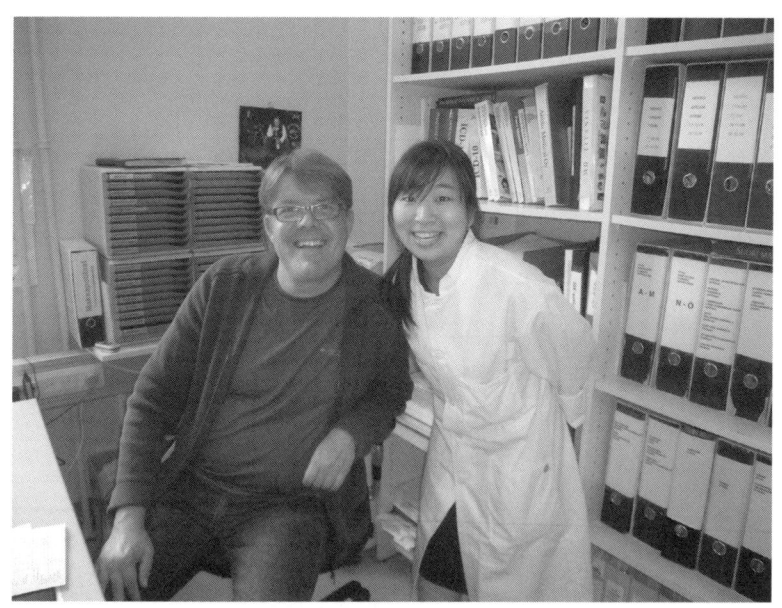

▲移植コーディネーターの1人である Heikki Norio さんと

教育力ナンバーワンの国への関心

　もともと福祉レベルの高い北欧に行きたいと思っていた．そんな中，フィンランドは福祉国家であると同時に，教育力ナンバーワンの国として知られていることに興味を持った．

　低学年の頃から受験勉強のため塾や予備校に通って必死に勉強している日本の学生と比較して，塾がほとんどない環境で自分の時間を大切にしてのんびり生活を送っているフィンランドの学生のほうが結果的に学力が優秀であるという事実に好奇心が刺激され，留学先にフィンランドを選んだ．受け入れ先については IFMSA（International Federation of Medical Students' Associations；国際医学生連盟）という医学生の国際交流組織を介した．

目立った女性医師の活躍

　留学先の Surgical Hospital は移植に関しては腎臓と肝臓のみを扱っており，他の臓器に関しては連携する他の病院が担当していた．スタッフは総勢約20人であり，腎臓専門と肝臓専門の医師に分かれていた．肝臓チームを率いるボスが女医で，さらに産休後にパートタイムで働く女医の姿を見て，女性医師が数多く活躍しているとの印象を強くした．現にフィンランドでは医学生の約70%が女性であるそうだ．

　留学中は肝臓の切除や腎臓移植の手術の見学を行った．また，ヘルシンキ大学の学生と共に，朝の回診に同行したり，短い論文を読んだりした．また，大学で茶道部に入っていることから，お点前のお道具を留学先に持参し，多くのスタッフにお茶を点てるという経験をすることができた．

素晴らしき友情

　今回の留学を通して，まず勉強に対するモチベーションを高めることができたのは大きな収穫である．実習中は学生やドクターから，教えてもらうばかりで，医学生として必要な知識がまだまだ不十分であることを痛感した．私も誰かの好奇心をかき立てたり，誰かの役に立ったりしたいという気持になった．

　また，3年生のうちから手術，しかも移植手術を見学できたことは，本当に貴重な経験だった．改めて医師という仕事の重さを感じたり，将来について真剣に考える契機になった．

　さらには，日本とは異なる国の医療を経験したことで，フィンランドについてだけではなく，日本についての理解が一層深まった．しかしまだまだ自分の国での医療の現状，文化など知らないことが多すぎて自分の未熟さを痛感した．外国の人からの視点には日本にいると無意識なことに気付かせてくれるものがあり，学ぶべき点が多く勉強になった．

　留学中は言葉の壁が想像以上に高く，疎外感や孤独を感じることが少なからずあったが，そのような場合でも，自分の気持ちをしっかり持つことで，1つひとつ乗り越えることができたことに，自らの成長を実感するこ

とができた.

　そして何より，留学中に私のコンタクトパーソンとして世話を焼いてくれたフィンランド人学生と，彼女を通じて出会った友人たちと素晴らしい友情を育むことができ，関係を深めることができたのは私にとって一番の大きな財産である．また，私が留学した時期は，様々な国から留学生が集まってきており，留学生同士でランチをしたり，遊びに行ったりすることもでき，楽しい思い出ができた．

心にもたらされる大きなゆとり

　今まで無関心であった国のことも，彼らと関係づけられることで身近に感じるようになり，彼らとの出会いが私の視野を広げてくれた．様々な国から個性豊かな学生が集まり，生活面などでお互いにギャップを感じたり，時には摩擦やすれ違いもあったが，日本にいるだけではまず経験できない貴重な経験ができ，自分を振り返る本当に素晴らしい機会となった．

　フィンランドでの生活が心に大きなゆとりを与えてくれるものであったことも，とても印象的だった．フィンランドは自然が豊かであり，病院の裏庭にもウサギが出没したり，母カモが寄り添っている子ガモたちを見守っていたり，見ていて心が温かくなるような光景に多く出会えた．

　また，政府が国民1人ひとりを大事にしており，個々人の個性が伸ばされているというのを肌で感じることができた．実際に，政府が学生に授業料や生活費を援助するシステムが確立されており，こういった国の姿勢が学生の向学心を育てているのだということを実感した．

迷わずに実行

　あまり目的がなく，なんとなく留学をしたいと考えている人もいるかもしれない．もちろん明確な目標があっての留学がいっそう多くの収穫を与えてくれることは間違いない．しかし，目的はなんであれ，少しでも日本とは違った環境に身を置いてみたいと考えている人にはとにかく迷わず海外留学を実行することをお勧めしたい．特に，まだ比較的自分の時間が持

てる学生時代の留学をお勧めする．学生だからこそ感じられるもの，得られるものがきっとあると思う．

　せっかく留学するからには準備を念入りに．アドバイスとして，私はフィンランドに行く前に，自分の名前を印象付けてもらおうと手作りのネームカードを作り，友達になった人に渡したが，これはとても喜ばれた．また，茶道用具一式を高校時代の恩師にお借りし，大学の部活でお点前の復習をして，ノンバーバルでも楽しめるコミュニケーションツールを用意した．また，英語の勉強はもちろんのこと，フィンランド語も挨拶程度の言葉は使えるようにしたり，本でフィンランドの文化を学ぶ努力もした．

　フィンランドに行ってからは毎日英語で日記を書いたが，これは英語の勉強になると同時に，あとで見直すと当時の出来事をはっきり思い出させてくれる宝物になる．留学を考えている人はそれぞれのやり方で，自分なりに努力をして，最高の経験を手にしてください．読んでくださったすべての方が素晴らしい人生を歩まれますように．

2. ハワイ医学英語研修プログラム

京都大学医学部6年生
大嶋園子

期間：2008年8月20日〜27日
場所：ハワイ東海インターナショナルカレッジ（HTIC）

ハワイ医学英語研修プログラムとは

　ハワイ医学英語研修プログラムは，アメリカのResident programに入る日本人医学部出身者が増えている現状を踏まえ，Sub-internがこなせるレベルまで到達できるよう日本の医学生の英語を訓練する目的で設けられたものである．私は昨年の2008年8月20日から27日まで，1週間の研修を行った．主催はHawaii Tokai International College（以下，HTIC）であり，9つの大学から27名が参加した．このプログラムはもともと東海大学，神戸大学，高知大学の3つの大学の学生を対象としていたが，昨年から日米医学医療交流財団の助成のもとに，他大学からも参加できるようになった．

海外での実習経験を経て

　大学ではESSに所属しており，海外へ短期語学研修に行ったこともあった．また4年生の自主研究期間を利用して，イギリスで基礎医学実習を，デトロイトで病院見学を行った．そのような経験から臨床留学への関心が高まっていき，臨床で使う英語を実際に学びたいと思いこのプログラムに参加した．

　また，英語の勉強に対するモチベーションを高めるためTOEFL，TOEICなどの資格試験を積極的に受験するようにしていた．今回の財団の助成金申込みに際しTOEFLの点数が条件として必要だったので，受けておいて

図　1日のスケジュール

	(Breakfast)
8:30 〜 9:30 am	Medical English
9:40 〜 10:40 am	Medical ethics
10:50 〜 11:50 am	Communicating in English
	(Lunch)
1:00 〜 3:45 pm	Social program
4:00 〜 6:00 pm	Clinic practice
	(Dinner)
7:00 〜 8:00 pm	Workshop
8:00 〜 9:00 pm	Resident workshop

よかったと感じた．

盛りだくさんな研修内容

　研修場所である HTIC はワイキキから徒歩約 15 分の場所にあり，24 時間セキュリティ管理が徹底されていた．ひとつの建物の中に寮，教室，食堂，図書室が揃っており，部屋からの眺望も素晴らしく，恵まれた環境のもとで研修を受けることができた．
　研修の 1 日のスケジュールは図のようである．1 つの授業は約 1 時間であり，英語で行われた．1 クラス 9 人という少人数制であり発言しやすい雰囲気だった．

・Morning

　Medical English の授業では主にケース・プレゼンテーションの練習を行った．アメリカでは，カンファレンスや回診で研修医が上級医に向けて行うケース・プレゼンテーションが非常に重視されている．これはきちん

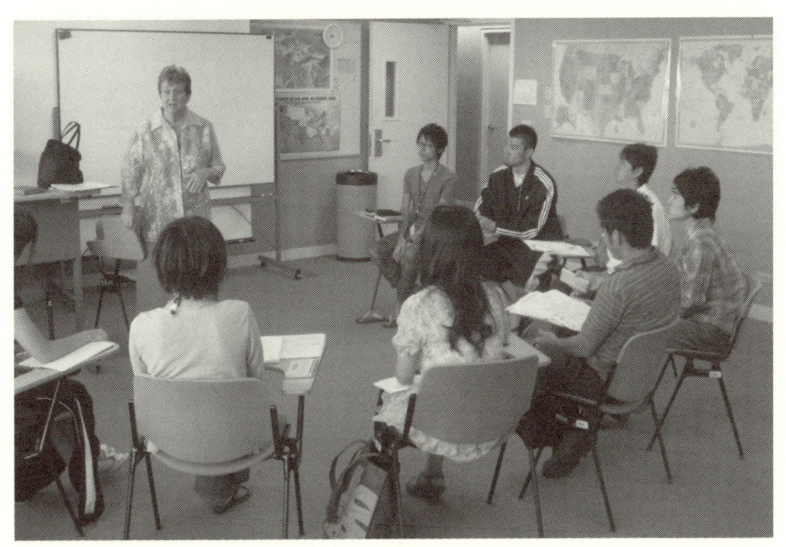

▲ Doric Little 先生による Medical English の授業

と形式が決まっており，病歴や所見を述べ，それに基づく診断や治療を筋道立てて説明しなければならない．授業ではその形式を学んだ後，架空の症例について皆の前で発表する練習を行った．数多くの日本人医師に Medical English を教えていらっしゃるハワイ大学名誉教授の Doric Little 先生が指導にあたり，発音や文法も丁寧にチェックしてもらうことができた．

　Medical ethics の授業では，医療倫理に関する英語のビデオを観てグループでディスカッションを行った．安楽死，出生前診断など難しいテーマが多かったが，英語で議論するよい練習になった．実習期間中にグループ内で考えをまとめ，最終日に代表者が全員の前で発表を行った．

　Communicating in English の授業では，医師と患者の関係，リーダーシップとは何かなどといったテーマを与えられて，それについて自分の意見を英語で述べるという練習を行った．

・Afternoon

　午後の Clinic practice の授業では，ハワイ大学の医学生が模擬患者役となり英語で問診を行った．そしてそれをもとに指導教官の前でケース・プレゼンテーションを行い，個別に指導を受けた．

　問診するとき初めはとても緊張したが，ハワイ大学の医学生たちはフレンドリーであったためリラックスして行うことができた．また，症状からどのようにして疾患を絞り込んでいくのか，そのためにはどういったことを質問すればいいかなど，内容についてもアドバイスしてくれて非常に勉強になった．

　ケース・プレゼンテーションについては Medical English の授業で形式を教わっていたが，実際に挑戦してみると予想以上に難しかった．情報を取捨選択し，自分がなぜその考えに至ったかを論理的に説明することが求められた．先生方に多くの改善点を指摘していただいたのは大きな収穫だった．

　夕食後の Workshop の授業では内科や外科の症例問題をもとに英語でディスカッションを行い，疾患について勉強した．

・Evening

　Resident workshop の授業では，現在ハワイで活躍されている日本人レジデントの方々の体験談を聞くことができた．アメリカでの研修を志した動機や研修の様子，Medical English や USMLE（United States Medical Licensing Examination）の勉強など留学に関する数多くの情報を知ることができた．

　Special lecture では『アメリカの医学教育について』と題し，アイオワ大学の木村健名誉教授に採用試験の面接方法や，卒業後の医師の教育などアメリカの医学教育の工夫について詳しく教えてもらうことができた．

・その他

　また，授業以外にも様々な企画があった．医療機関の訪問では，ハワイ大学のストラウブ医療センター（Straub Medical Center），ハワイ大学ジョン A. バーンズ医学部（John A. Burns School of Medicine University of Hawaii），セント・ルークス・クリニック（St. Luke's Clinic）を見学することができた．Social program では，ハワイについて知るためにパールハーバーやダイヤモンドヘッドといった有名な場所にグループで出かけた．

　なお，研修の参加費自体は 1200 米ドルであり，そのうち 1000 米ドルは日米医学医療交流財団から助成を受けることができた．他に必要な出費は往復の飛行機代，土日の食費などであった．

たくさんの出会いとともに

　今回の研修では，臨床の現場で重要となるケース・プレゼンテーションの方法を詳しく学ぶことができた．この経験を将来に活かせるように，これからもプレゼンテーションの練習を続けていきたい．

　また，貴重な出会いもたくさんあった．高い志を有した日本の他大学の学生と交流できたことで，医学の勉強に対する意欲がさらに高まった．さらに，問診実習の際に出会ったハワイ大学の医学生の知識の豊かさに驚くと同時に，親身になって協力してくれる姿勢にも感動した．

　今後も多くの後輩たちに，このプログラムに参加して臨床医学英語について学んでもらいたいと思う．

　最後に，小林恵一先生をはじめ今回の研修にご尽力いただいたすべての方々，および日米医学医療交流財団の皆様にお礼を申し上げたい．

3. ボルドー第二大学 放射線科での実習

京都大学医学部6年生
神廣憲記

期間：2009年3月2日～4月24日
場所：フランス・ボルドー第二大学ペルグラン病院

　2009年3月2日から4月24日までの8週間，京都大学医学部・ボルドー第二大学間の学生交流協定に基づいて，ボルドー第二大学ペルグラン病院（Hôpital Pellegrin, Université Bordeaux 2）放射線科での臨床実習を行った．京都大学医学部の臨床実習Elective期間を利用した．

ヨーロッパの医療への関心

　フランスの街・文化・芸術・言葉・哲学に興味があり，中学2年生の頃からNHKの語学番組を利用して仏語を独学していた．またヨーロッパの医療については情報がなかなか入ってこないこともあり，知ってみたいという気持ちがあった．

　そのためフランスで臨床実習したいと思っていたところ，京都大学医学教育推進センター（Center for Medical Education；以下，CME）がボルドー第二大学でのElective実習を紹介していることを知った．2008年の夏にボルドー第二大学から京都大学に留学していた医学生と知り合いだったことも後押しした．

時間をかけた留学準備

・事務手続き

　フランスの事務はいい加減……とよく言われるが，自分の経験において

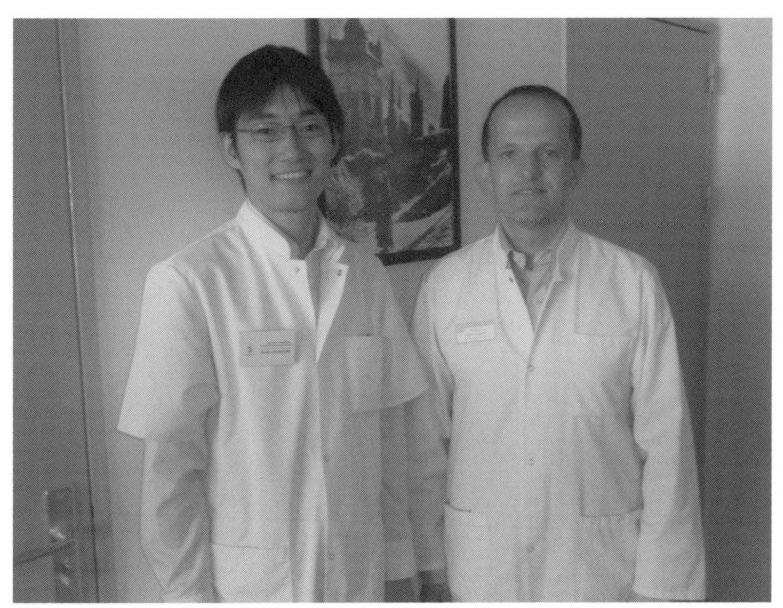

▲ボルドー第二大学放射線科 Dousset 教授と

も確かに日本人の感覚からするといい加減な傾向があると言わざるをえない部分がたくさんあった．しかしながら，不平を言っても始まらない．留学を実現するために，事務手続きでコケないために，確認と根回しは重要である．

　京都大学 CME から紹介を受けて，ボルドー第二大学放射線科に連絡を取ったのは，実際に留学を果たす 15 カ月前である．

　先方の責任者である教授及びボルドー第二大学の事務局とメールでやり取りを行ったが，英語でメールを出しても仏語で返ってくることがあったり，人によって異なる対応が返ってきたりして，困惑した．

　留学 5 カ月前に受入申請書類を仏語で記入したが，間違いがないように，そのとき仏語を習っていたネイティブの先生にチェックしてもらった．留学 3 カ月前に受入了承との連絡が来た．

　しかし，実際ボルドーに到着して放射線科を訪れた初日，秘書に「あな

たは登録されていない」と言われて，唖然とした．幸いにもボスの Dousset 教授は京都大学との学生交流協定の担当者であったこと，事務手続きとは別に私から個人的に事前に連絡を取っていたこともあり，教授の鶴の一声でなんとか実習ができることになった．

・宿舎探し

　ボルドー大学から，CROUS という組織（日本の大学生協のような組織）に連絡を取ることを勧められた．留学5カ月前にホームページから必要書類を入手し，留学4カ月前に申請書類（仏語）を提出した．

　留学3カ月前に CROUS から返事（仏語）が来たが非常にわかりにくい内容の手紙で，おそらく部屋は取れたらしいのだがその割には部屋の住所が載っておらず，いつから部屋に入れるのかも書いておらず，非常に不安になった．そのためボルドー大学のネイティブの友人に電話してもらい，正確な情報を再確認してもらった．

　現地語でのコミュニケーションに少しでも不安がある場合は，特に重要なことについてはネイティブを介して確認をとることをお勧めする．

のんびりとした環境のもと

　ボルドーはパリから電車で3時間，飛行機では1時間くらいの場所に位置し，人口23万人の都市である．ワインづくりで世界的に有名であり，郊外にはブドウ畑が一面に広がっていた．18世紀の面影が残る石造りの街並みがあり，街全体が世界遺産に登録されている．

　ボルドー第二大学ペルグラン病院放射線科（放射線科の中でいくつか部署があり私は神経放射線科に配属された）での実習は，基本的に最初に講義があって，その後読影をするという形で行われた．

　時間にあまり厳しくないお国柄のせいか時間通りに始まることは滅多になかった．読影開始が9時からとなっていたが，CT 室に行っても誰もおらず，9時から10時まではみんなでカフェに行っているという，非常にのんびりとした環境だった．

図　1週間の実習スケジュール

	月曜	火曜	水曜	木曜	金曜
8時〜9時	講義	講義(学生)	脊椎画像カンファ	講義	(8時半より)論文抄読
9時〜12時	読影 ・救急CT ・病棟CT ・MRI	読影 ・救急CT ・病棟CT ・MRI	読影 ・救急CT ・病棟CT ・MRI	読影 ・救急CT ・病棟CT ・MRI	(10時より)読影 ・救急CT ・病棟CT ・MRI

　講義の参加者は学生約10人及びインターン約4人であった．火曜日は学生1人にテーマが与えられ，学生が皆の前で講義を行った．仏語での講義を理解するのは難しかったが，医学用語は英語とほとんど一緒であるため，画像があれば何とかついていくことができた．講義の内容は，顔面の血管奇形，硬膜動静脈瘻，小児聴覚障害，認知症，変性疾患，多発性硬化症などの炎症性疾患等であった．学生同士のディスカッションがきちんと成立しており，皆が臆することなく発言していたのが印象的だった．

　金曜日の朝には論文の抄読会があった．インターン3人及び学生3人に1本ずつ英語の論文が渡されて，仏語で要約して発表するものであり，私も（英語であったが）1本発表することができた．私にとって，今回の研修のハイライトであった．

　読影については，インターンが読影して，所見をディクテーションで吹き込んでいき，学生はその後ろに座って一緒に画像をみて，各症例のポイントについて説明を受けることができた．2時間の実習で平均6例の読影を行っていた．

留学で得たもの

・ボルドーでの生活について

　CROUSを通じて大学から自転車で15分ほどのところにある寮を借りた．ベッド・洗面所・机付きのワンルームを130ユーロ/月（当時で約1万6000円）であった．食事は大学の学生食堂で1食2.85ユーロのセットが

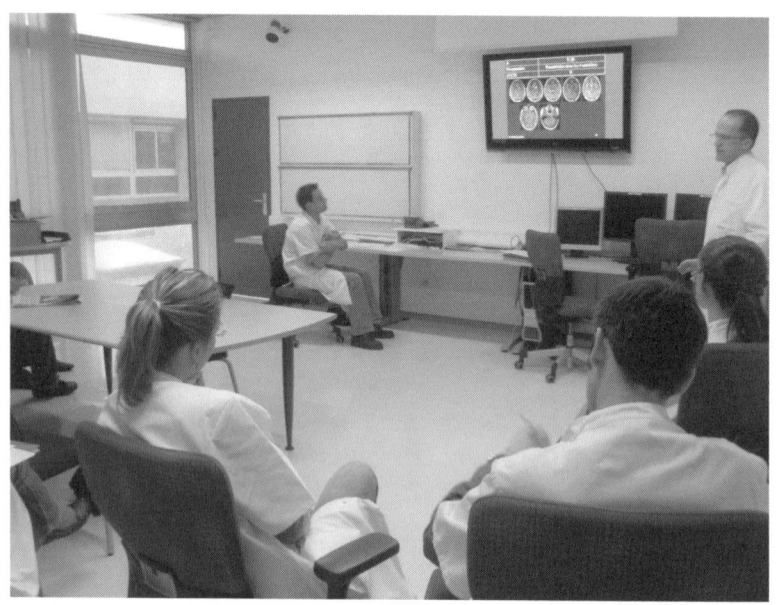

▲講義風景

食べられる.フランスは普通に外食すると 10 ユーロ以上かかるので,留学中のほとんどの食事はこの食堂で済ませた.

・カルチャーショックと発見

「人」に恵まれた留学だった.Dousset 教授,放射線科スタッフ,大学事務の方,現地の医学生,留学中の日本人など様々な出会いがあった.特に学生レベルでの交流については,私の留学前にボルドー第二大学から京大に来ていたフランス人学生と日本で交流し……私の留学中には彼らに様々な面でサポートしてもらったり……また今度は自分がフランスで出会ったフランス人医学生が翌夏に京大に留学に来ることになったり……という交流が続いている.

　言語も文化も異なり,知り合いもまったくいない環境の中で 2 カ月という比較的長い期間を過ごして,楽しい経験や驚きの経験もあればイヤな経

験もあった．アタリマエと思っていた自分の価値観を打ち砕かれるようなカルチャーショックは何度もあったし，その度にいかに自分の視野が狭かったかに気付かされ，日本人としてのアイデンティティに悩んだりした．このような経験は日本にいるだけではできなかったと思う．

　今回の留学中のすべての経験は今後の私の財産となっていくであろう．

　留学を考えておられる学生諸氏にとって，私の経験が少しでも参考になれば幸いである．

4. オクラホマ大学 一般内科での実習

京都府立医科大学6年生
木村信彦

期間：2009年2月9日〜3月6日
場所：アメリカ・オクラホマ大学
　　　一般内科

　2009年2月9日から3月6日までの約1カ月間，アメリカのオクラホマ大学（University of Oklahoma Health Sciences Center）一般内科にて臨床実習を行った．オクラホマ大学医学部と京都府立医科大学とは交換留学の協定を結んでおり，毎年4人程度の学生がその協定に基づいて行き来している．

受容の精神を身につける

　留学の第一目的はReceptive mind，すなわち受容の精神を身につけることであった．様々な人と出会い，今まで自分の知らなかった文化に触れ，それらを受け容れることが，自分の人生を豊かにし，人間としての幅を広め，それが将来医師としての自分の糧になると思ったからである．
　1年生の時にこの交換留学の制度を知り，漠然とした憧れは抱いていた．学年が進むにつれて，どのような医師になりたいのか，大学での教育はこれでいいのかという問題意識を抱くようになり，アメリカの総合診療や医学教育の実態について，実際に自分の目で見て確かめたくなった．

日米医学医療交流財団のセミナーに参加

　大学入学後はESSという英語のクラブに所属しており，2年生の夏休みにはボストンで1カ月間の語学研修を行うなど，英語には常に触れられるよう心がけていた．また，4年生の時にはサンディエゴのクリニック及

びボストンのベス・イスラエル・ディーコネス・メディカルセンター（Beth Israel Deaconess Medical Center）の見学を行った．

　5年生の時に昨年（2008年）の日米医学医療交流財団のセミナーに参加し，実際にアメリカに臨床留学されている先生がたの生のお話を伺い，大いに刺激された．この年の終わりにJ-1ビザを取得した．

医学生もチームの一員

　オクラホマ大学一般内科での受け入れ先の内科チームの構成メンバーは，アテンディング（指導医），2年目の研修医，1年目の研修医，医学部3年生2人，そして薬剤師という計6人のチームだった．このチームの薬剤師は非常に知識が豊富であり，チーム全員が彼を頼りにしていたのが印象的だった．

　1カ月のスケジュールとしては，初日にカンファレンスにポンと放り込まれ，医療現場の英語の早さに圧倒された．略語が飛び交い，初めの1週間は同じチームの医学生に質問し続けた．

　1週目の終わりに「患者を担当してみたいか？」と質問されたので「担当したい」と答えたところ，2週目，3週目は実際に患者を担当することができた．自分の担当患者について回診前に自分で問診，身体診察をし，回診の際には症例プレゼンテーションも行った．1年目の研修医がたいへん優秀で面倒見がよく，個別に自分のプレゼンテーションを指導してくれることもあった．

　4週目は，チームの総入れ替えが行われたこともあり，一般内科だけでなくERなど他の科の見学も行った．

　毎日の生活では，朝は5時半に起床し，まず前日にあったことを日記に書いた．7時に病院に到着し，電子カルテのプリントアウトをしてくれる人（多くはコメディカルの方々）を探すことから始まった．

　というのも電子カルテのアクセス権を与えてもらえなかったのである．そのため，早朝の忙しい時間帯に手の空いている人を探してプリントアウトを頼むのに苦労した．

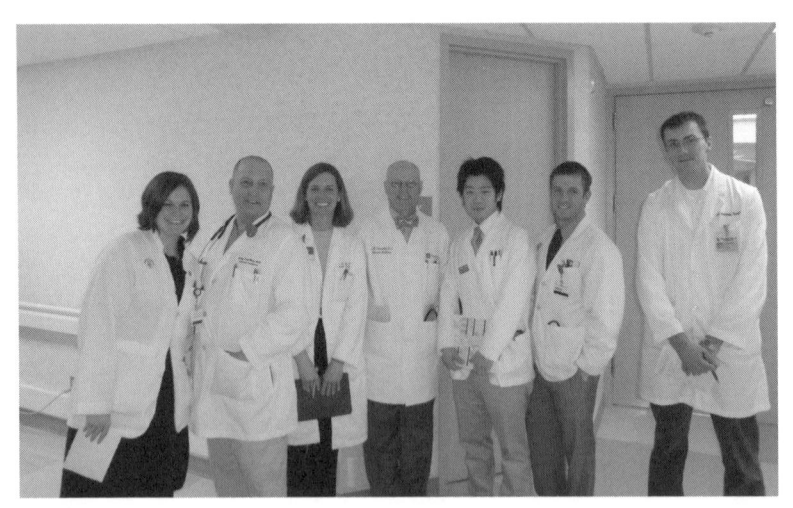

▲回診チーム

　8時頃から患者の診察をはじめ，9時からプレゼンテーションの準備を行った．10時から12時まではチームの回診があった．アメリカでは回診というのは教育の場であり，2時間かけて15人前後の患者をじっくり診ていく．その中で，アテンディングを中心に病態や治療方針などを話し合う．医学生も積極的に治療法などについて質問したり提案したりしており，文字通りチームの一員であった．

　その後12時から13時までは昼食をとりながらヌーンカンファレンスに参加した．午後から手技がある時はその見学をした．胸腔穿刺などは上級医の監督のもと医学生が施行していた．16時からは1時間の学生向けのレクチャーがあり，17時には帰宅できた．

医学教育を支える総合内科の存在

　ホームステイをしていたので，生のアメリカの文化に触れることができた．素晴らしいホストファミリー，医師，医学生，薬剤師に出会えたのは大きな喜びである．

　総合内科に関しては，臓器に偏りがなく，問診，身体診察，症例プレゼ

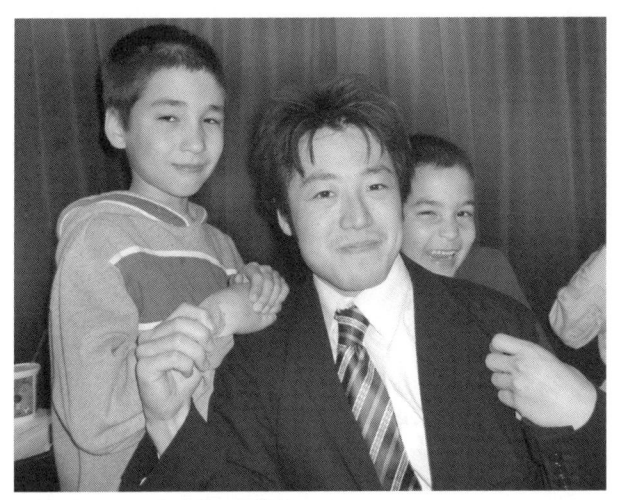

▲ホストファミリーと過ごす時間

ンテーション，基本的手技など，内科の基本を学ぶ場としては最適だと感じた．オクラホマ大学では3年生が総合内科の研修を2カ月間行うが，一般的な内科疾患を実際の症例を通じて学ぶことができて非常に勉強になると思った．

　医学教育に関しては，まずアメリカの学生の意識の高さ，知識の豊富さに驚いた．実践的，体系的なカリキュラムが用意されており，総合内科の存在が質の高い医学教育を支えていると感じた．

　また，アメリカの医学教育とアメリカの文化は，密接に関係していることを強く感じた．アメリカは合理化，効率化，量産の文化が下地としてあり，残念ながら貧富の差も非常に大きい．そのようなアメリカの文化と日本の文化の違いを認識した上で，アメリカの医学教育のほうが優れているところを，日本の文化・実情に合うような形で導入することが大切であると感じた．

＊　　＊　　＊

　以下，思いつくまま読者の皆さんへメッセージを送ります．

大学によって選抜方法は様々であり，相互協定がない大学では，留学先を探すだけでも大変だと思いますが，最後まで諦めないで，チャレンジし続けてほしいと思います．私も，将来何らかの形で留学したいと考えており，その道を模索し続けようと思っています．Never give up!

　アメリカでの実習時に「患者を診たいか？」と問われ，「診たい」と答えた瞬間から非常に充実した実習生活が始まりました．もし学生の間に留学する機会がありましたら，積極的に取り組み，参加型の実習を行うと良いと思います．Be aggressive!

　いつも笑顔でいるようにすると，自然と周りの人々が助けてくれるように思います．自分のキャラクターを磨くことや教養を身につけることは，英語や医学知識に劣らず大切であると感じました．Smile always!

chapter 4
ハーバード大学公衆衛生大学院の臨床医向けプログラム

京都大学大学院医学研究科
医学教育推進センター講師
森本　剛
JANAMEF Fellow 2001

基礎研究者になるはずが…

総合診療との出会い

　京都大学入学時は研究医を目指していた．医学部3年生から基礎医学の研究室に顔を出すようになり，卒業時には基礎研究の論文を書くくらい研究に没頭した．将来は基礎研究者になるものと，自分も周囲の人々も思っていた．

　5年生の時の自主的な病院実習で国立京都病院総合内科にいき，総合診療・ファミリープラクティスを目の当たりにし，面白いと思った．そこで1995年に医学部を卒業するときに，京大の総合診療部に入局した．そこで5カ月間研修した後，大リーガー医制度といわれる研修を行っていた市立舞鶴市民病院で初期研修を3年間行った．

留学を決意

アメリカから招聘された指導医のもとで，常にエビデンスやロジックを重視した医療を学ぶことができた．また，英語に触れる機会が多くなり，一時は遠ざかっていた留学への思いが徐々に募ってきた．

後期研修は1998年からの2年間，国立京都病院総合内科において，チーフレジデントとして働いた．ミニ大リーガー医のような役割で，病棟や外来での研修医の指導に携わると同時に，京都大学の総合診療部に自分のオフィスを持ち，研究も行うようになった．

徐々に研究や留学への気持ちが強くなっていったので，2000年からは京都大学大学院総合診療部/臨床疫学にすすんだ．しかし，日本の大学院はまだコースワークなどの実践的トレーニングの機会が必ずしも多くなかった．そのため，臨床研究スキルを身につけようと留学を決意した．

"欲しい学生"になって留学先を探す

アメリカ東海岸に留学先を絞る

留学先として，いくつか候補を挙げた．1つはハーバード大学公衆衛生大学院（Harvard School of Public Health）である．ここには臨床のフェロー専用の臨床疫学専攻があり，*New England Journal of Medicine* のお膝元で非常にアカデミックなところである．もう1つはジョンズホプキンス大学ブルームバーグ公衆衛生大学院（Johns Hopkins University Bloomberg School of Public Health）である．ここは典型的な公衆衛生学で著名であり，特にアジアや南米のフィールド研究が盛んだった．他にも，研修中にお世話になった大リーガー医が勧めてくれたチュレーン大学公衆衛生大学院（Tulane University School of Public Health）やヨーロッパに目を向けて，ロンドン大学公衆衛生熱帯医学大学院（London School of Hygiene and Tropical Medicine）なども選択肢の1つとして考えた．

京都大学の大学院1年目の秋に，アメリカ東海岸に絞って留学しようと

決意し，ジョンズホプキンス大学公衆衛生大学院の Dean が来日の際に挨拶に行った．同時に，既知の日本人医師の留学先であったハーバード大学公衆衛生大学院教授を紹介してもらい，自分でメールを出して感触を探った．

そして，2000年11月に2泊4日の日程で渡米し，ボルチモアにてジョンズホプキンス大学公衆衛生大学院の Associate Dean と，ボストンにてハーバード大学公衆衛生大学院臨床疫学専攻の Co-director と話をした．

アメリカ式入試システム

最終的には，ハーバード大学とジョンズホプキンス大学の両方に応募した．翌年の1月に応募書類を提出し，2月初めにはジョンズホプキンス大学から合格通知が届いた．すぐにハーバード大学に「ジョンズホプキンス大学には通ったが，そちらはどうか？」という問い合わせを行った．これはアメリカのアプリケーションではよくみられるテクニックである．

するとその直後にハーバード大学から「臨床疫学専攻は全学の合格が前提ではあるが，暫定的に合格である」との返事が返ってきた．そして2月末に最終的な合格通知が届き，結局ハーバード大学に決めた．

アメリカの入試システムは日本と異なり，試験得点だけではなく，さまざまな観点から，"欲しい学生"を順位付けする．そして定員が埋まるまで，秋の入学時期まで順番に合格通知を出していく．留学生はビザや費用等の準備に時間がかかるので，合格通知を早くもらえたほうがいい．そのためには，エッセイと業績の準備に力を入れて，"欲しい学生"になることが大切である．

英語対策ばかりが準備ではない

スコアばかりに固執しない

留学先を探す際にコネクションは重要であり，あるに越したことはない．

しかし，ないと絶対に受け入れられないというわけではないので，チャレンジしてほしい．

　英語については，正直あまり得意ではなかった．そこで自ずと英語力が鍛えられるような環境に身をおくようにした．

　学生時代にはNIHで基礎研究を行い，約2カ月間英語漬けという経験をしたり，市立舞鶴市民病院での研修医時代は大リーガー医の日々のアテンディングで鍛えられた．加えて，英語力はこの大リーガー医との飲み会や，空港への送り迎えなど，日々の諸事によって培われるところが非常に大きかった．また，ふてぶてしさというのも大事であり，伝わらない時には何度でも同じことを言って，伝えようとする態度が重要である．

　英語の試験については，アメリカの大学院に進む直前の2000年11月にTOEFL（Test of English as a Foreign Language）を初めて受験し，合格基準を超えていたので，それ以上は受けなかった．GRE（Graduate Record Examination）のGeneral testには国語，数学，論理（科学）があり，TOEFLに引き続いて2000年12月に初めて受験した．

　そもそもアメリカの大学卒業生が大学院に入る際に必要な試験なので，国語は出題された単語自体が極めて難解であり，ほとんどできなかった．数学と論理は満点だったので，何とか合格基準を超えていたのと，これ以上勉強しても国語の能力が上がるとは到底思えず，1回の受験で終了した．

　TOEFLもGREも，問題形式に慣れるために，問題集をそれぞれ1つずつこなしはしたが，当時，すでに学部生ではなかったので，研究業績を上げるための時間の確保を優先し，スコアを上げることには固執しなかった．

　応募書類については，試験が比較的重視される日本と異なり，エッセイや推薦状，履歴書が重要となってくる．

助成金を利用して費用を捻出

　留学費用については，ハーバード大学公衆衛生大学院は授業料だけで年間約400万円かかる．他にも，健康保険料約20万円，寮費は単身でも約240万円，渡航費・生活費等は単身で140万円ほどかかり，1年間の出

費の総額は約800万円ほどである．

　私は学生ビザで渡航したので，アメリカで働くことができなかった．また，ハーバード大学の奨学金は基本的には国内学生及び発展途上国の学生に支給されるものであり，期待はできなかった．そこで，私の場合はJANAMEF（日米医学医療交流財団），聖ルカ・ライフサイエンス研究所，ファイザーヘルスリサーチ振興財団と，3つの組織の助成金をもらい，他は自己資金でやりくりを行った．

　試験のスコアを上げるために時間を使って業績が少ないと，助成金の審査で落とされてしまい，費用面で苦労することになる可能性があるので，注意が必要である．

1年間で学位を取得

アジア人はただ1人

　2001年7月から翌年6月まで，ハーバード大学公衆衛生大学院に留学した．Clinical Effectiveness Program（臨床疫学専攻）は他の専攻より2カ月早く，7月にスタートした．

　Clinical Effectiveness Programは主にハーバード大学医学部の関連病院でトレーニングを受けている臨床フェローが臨床研究を行うための知識・技術を習得するために作られたコースである．7月からの8週間に集中して講義及び実習を受け，それ以外の期間は自分の所属病院で診療や研究をしながら，講義・実習を受けて単位を取得する．

　通常は2－3年をかけてMaster of Public Health（MPH）などの学位を取得するが，私のような留学生の場合はビザの関係上，年間を通じて学業への専念義務があるため，残りの期間もハーバード大学公衆衛生大学院の大学院生として単位を取得し，1年間でMaster of Public HealthあるいはMaster of Science（MS）が取得できる．

　このコースは，所属している関連病院からの授業料の支弁と推薦が不可

欠であり，自費負担での受講は認められていなかった．私の場合は助成金を受けたので，助成金団体がこの所属施設の代わりという形にしてもらうことで，受け入れが認められた．

1日に臨床疫学の講義2時間，生物統計学の講義2時間，選択科目の講義（私の場合は前半に決断科学，後半にヘルスサービスリサーチ）2時間＋コンピュータ室での実習を行った．オフィスアワーといって，教員やティーチング・アシスタントによる解説・質問コーナーも毎日あった．そして毎日多量の論文や教科書を読む事前課題と解析やレポートなどの宿題が課された．

8時からの授業の前に予習が必要だったため，起床は毎朝5時前だった．週末以外はほとんど睡眠時間が取れない状況で，週末も出かけることなく，ただひたすら事前課題と解析やレポートなどの宿題をこなしていた．

クラスメートはほぼ全員アメリカ人であり，100人中留学生は5人のみであった．アメリカ生まれを除くとアジア人は私ただ1人だった．

9月からのアカデミックイヤー

9月からは夏のコースほど授業を詰め込む必要もなく，授業自体もそれほど厳しくなかったので，上級クラス（統計専門の博士課程プログラムなど）の授業も選択する余裕がでてきた．

大学院に通いながら，同時にブリガム・アンド・ウィメンズ病院（Brigham and Women's Hospital）総合診療科において，リサーチフェローとして働くようになった．時々研修医や医学生とのアテンディングやグランドラウンドに参加しながら，医療安全研究チームの一員として臨床疫学研究を行った．

私が行った研究は，入院患者や外来患者に発生する薬剤性有害事象を予測するシステムを開発することである．同僚のフェローや薬剤師，リサーチアシスタントとディスカッションしたり，電子カルテから薬剤性有害事象が疑われるケースのレビューをしたりした．

大学院に通いながらの研究生活だったので，研究時間の多くは深夜にな

り，毎晩のように警備員の訪室を受けていた．特に帰国直前の2カ月はデータのまとめや解析に切羽詰まっていて，ほとんど病院で寝泊まりをする生活で，研修医なみの忙しさだった．

実務経験が得られたことは大きな財産である．研究のロジスティックスやネットワーク，データ収集ノウハウ，論文の執筆スキルなどを学ぶことができた．

ボストンでの生活

ボストンは生活費，特に家賃は高かった．寮は比較的廉価だが，それでも月に20万円ぐらいの寮費がかかった．単身であれば，地下鉄が便利なので，車は不要であり，遠出の際はレンタカーで十分だった．治安はよく，日本人も多かった．日本人留学生は非常に多かった．

Hidden curriculum

アメリカの大学や大学院では，学生の学ぶスタイルが日本とは大きく異なる．学生は学びたくて授業に来ており，予習は欠かさなかった．高い授業料を払うということが，逆に高いモチベーションになっているのだろう．

教員も準備に余念がなかった．授業がないときでも，ひたすら授業の準備をしているという印象を受けた．教員と学生がお互いにディスカッションして，お互いに学んでいこうという，"学習共同体"のような体制ができていた．

討論は非常に重要視されており，授業中はほとんどディスカッションしているような場であった．逆に言えば，単に講義を聴くだけであれば教科書を読むほうが効率的であり，専門家との討論こそが授業の本質であることを認識した．

事務部門のプロフェッショナリティも素晴らしく，きめ細かいサポートを行っていた．

こうした教育のやり方は，現在，医学教育推進センターの教育部門に携わる上で非常に参考になった．

留学そのものが目的ではない

国際ネットワーキングの広がり

　帰国後，アメリカの"良いところ"を取り入れることにした．1つは研究アシスタントの採用である．帰国直後の2002年9月には研究アシスタントを1人雇い，解析データの入力作業のみを行ってもらっていたが，2009年現在では5人の研究アシスタントを雇い，共同研究者とのやりとりや研究準備，統計解析をアシストしてもらうようになった．

　また，定期的にボストンに行き，研究のフォローアップを行っている．大学院生だった時は夏・冬に2カ月ぐらい研究滞在し，授業を受けたり，TA（Teaching Assistant）にしてもらって教えに行ったりもした．

　この留学によって，国際ネットワーキングをつくることができた．留学時代の上司に声をかけてもらい，現在，World Health Organization（WHO）の委員や国際学会の委員を務めている．

　研究についても，臨床疫学・生物統計コンサルタントとして，講演を求められたり，臨床研究教育として，大学院教育に携わったり，様々なワークショップを開いたりしている．

情報を手に入れるチャンネル

　物事を決める際には，常に何を優先すべきかを考えることをお勧めする．例えば，大学院に留学することと，そうしないことでできる別の活動について，あるいは試験勉強に重点を置くか，あるいは研究業績をつくるかということ．様々な場面において常にTrade-offが求められるということを考えると，道は自ずとみえてくるだろう．

　そして，留学はゴールではなく，手段であり，プロセスであることを忘れないでほしい．以前，ボストンを訪れた際に，ハーバード大学の関連病院のチーフ・メディカル・オフィサーであるThomas H. Lee教授から次

のような言葉をかけられた.

　"Many Japanese students studied at Harvard, but most of them don't communicate with us after graduate. Any knowledge learned here becomes old. The important thing is not that knowledge itself, but keeping good channels to get state-of-art information.（多くの日本人留学生がハーバード大学で学んだが，帰国後はほとんどの学生が連絡してこない．ここで学んだいかなる知識もいつかは古くなる．最も重要なことは必要な情報あるいは新しい情報を手に入れるチャンネルを持ち続けることなのだ）"

留学そのものが目的ではないのだ.

chapter 5

米国でのポスドクとしての研究活動と帰国後の医学研究への発展

千葉大学大学院医学研究院
臓器制御外科学助教
吉富秀幸
JANAMEF Fellow 1999

　私は，1999年から2003年までの4年間，米国フィラデルフィアのフォックスチェースがんセンター（Fox Chase Cancer Center；以下，FCC）へ基礎研究を行いに留学をした．外科医の私がどのような経緯で基礎的な研究のために留学をしたのか，どのような研究生活を送ってきたのかをまとめることで，少しでも今後このような基礎研究の留学を目指す若い医師たちに参考になればと考え，私の経験をまとめた．

■ 最終目標は癌のメカニズムの解明

術後再発を減らすために
　1990年に千葉大学医学部を卒業後，そのまま第一外科に入局した．しばらくは，外科研修医としての臨床の仕事に追われる毎日であったが，初期研修3年目の終わり頃に，千葉県がんセンターの消化器外科に配属された．
　癌専門病院であったので，それまで研修で勤務した一般病院では経験で

きないほどの数の胃癌，大腸癌，肝臓癌といった，消化器系の癌患者を多数診察した．そして，これらの患者の多くが，外科的な治療により根治切除を受けたにもかかわらず，再発して死亡するという目の前の現実に衝撃を受けた．

　外科切除というのは悪性腫瘍，特に消化器系の癌治療の中心であり，治療としては有用であることは間違いない．しかし，それだけで癌の治療はよいのだろうかと考えるようになった．

　すなわち，局所治療である外科切除だけでは癌の制御は難しく，術後再発を減らすためには，他の治療法を組み合わせた集学的治療が重要になっていくのではないだろうか，すなわち，全身病としての癌という立場のもと，やはり癌というものが何であるかということを考えなければならないのではないだろうか，という思いが漠然と頭に浮かび始めた．

　そのためには，外科医である我々も癌のメカニズムを知るという，基礎研究を掘り進むことは重要なのではないかと考えた．このことが，私を基礎研究への道へと導いた入り口である．

　そこで，大学院では基礎研究室に入りたいと考えたが，とはいえ，それまで臨床ばかりの生活を送ってきたこともあり，どのような研究をすれば将来に役立つのか見当がつかなかった．そこで，医局の先輩に相談をした．当時は外科医が基礎研究を行う際は，病理学教室に入り，病理学的な検索をして，疾患の予後と関連があるかどうかといったことを研究するケースが多数を占めていた．

　しかし，相談をもちかけた医師は「これからは分子生物学を勉強するべきだ」と発達生理学の清野進教授のもとで研究を行うことを勧めた．当時は，今でこそ一般的な手技であるPCRや核酸配列解析などの分子生物学的手技が実際にどのようにして行われているのか，そして，どのようなことがわかるのか，たいていの外科医はまったくわからないのが現状であった．

　そこで，1994年に千葉大学大学院発達生理学教室に入った．研究室の清野教授は教授就任までは米国で研究室の長として研究を続けてきた人で

あり，研究室自体がそれまでの病理や解剖の教室とはまったく異なった雰囲気であった．

　午前9時に研究室に顔を出し，帰宅は深夜2時頃，土曜日曜も関係ないという厳しい研究室であり，研究に没頭した．研究テーマは，膵β細胞由来の MIN-6 細胞におけるソマトスタチン受容体の発現と腫瘍増殖作用に対する役割というものであり，この研究によって PhD を取得すると共に，当時の先端実験技術である PCR，Northern blot，プラスミドを使用した遺伝子導入などの Molecular biology の手法を身につけることができた．

　しかし，外科学，腫瘍学などとは研究分野が完全には重なっていなかったことと，海外で活躍して来られた清野教授に刺激を受け，米国において最先端の肝胆膵外科に関する研究をしてみたいと思うようになった．

　そこで，1998 年に大学院を卒業し，第一外科医員として働きながら，留学への道を探った．

受け入れ先の決定

　留学先を探す上で，まず，自分がどういったことを研究したいのかを考えてみた．研究の最終目標としては外科手術をより安全に行える方法の開発と癌のメカニズムを解明することであった．

　肝臓というのはある程度切除しても再生する臓器だが，時には再生機構がうまく作用せず，臓器不全に陥って死亡するといったケースが少なくない．そのため，肝臓再生機構の研究を行うことで，術後肝不全を克服できないだろうかと考えた．

　また，臓器移植は現在なくてはならない治療法だが，将来的には組織再生によって，他人の臓器に頼らなくても治療することを可能にしたいと思った．加えて，組織の再生と癌の進展には，細胞増殖の制御という面で，共通したメカニズムを使っていることも多い．そこで，組織再生と癌化のメカニズムとの共通点を探ることを研究テーマとした．

　そこで，肝再生，発生の研究をしている研究室を探して，日本で肝臓の基礎研究を行っている数人の医師たちに相談したところ，米国フィラデル

フィアにあるFCCCのKenneth S. Zaret教授を紹介された．

Zaret教授の研究室の研究内容は，大きく2つあった．1つはChromatin remodelingによる転写調整の機構の研究であり，もう1つは肝臓，膵臓初期発生時の分子機構の解明及び周囲臓器との相互作用についてであった．

後者の研究にとくに興味があり，Application letterを送付し，ポスドクとしてのポジションに応募したい旨を伝えた．履歴書（Curriculum vitae: CV）と2通の推薦状を同封した．

その後，まもなく，Zaret教授が日本での講演のために来日の機会があり，面会することができた．TOEFLなどの留学のための資格試験は受けたこともなく，英語が話せると言うのもおこがましい状況であったが，前述のような私の研究への思いを伝えると，その場で受け入れを認めてくれた．

垣間みた競争社会の仕組み

FCCCとは

1999年から2003年まで，米国フィラデルフィアにあるFCCCに留学した．フィラデルフィアは，ニューヨークとワシントンのほぼ真ん中ぐらいの場所に位置し，米国の中でも最も古い街のひとつであり，FCCCはその郊外にある．

このFCCCは米国の中でも名門であり，慢性骨髄性白血病のフィラデルフィア染色体の発見やB型肝炎のウイルスの発見など，素晴らしい業績がこの研究所から生み出された．私の留学中には，癌のTwo hit theoryを最初に発表したDr. Knudsonが研究室を有しており，この世界的に著名な医師からも講演を聴くことができたものである．

研究室の構成

　所属した時点の研究室の構成員は，Principal Investigator（PI），すなわち室長であるKenneth S. Zaret教授を筆頭に，ポスドクが私を含んで3人，大学院生が2人，研究助手が2人と，合計9人であった．

　このように，PI－ポスドク－研究助手という組み合わせは米国の基礎系の研究室としては一般的である．しかし，日本の大学の講座ごとの研究室と違い，米国では3～4人で1つの研究室を構成するのが一般的であり，私の研究室はその中では大きなものであった．

　どうしてそのような少人数の研究室から，次々に研究成果を出していくことが可能かというと，研究所の中に研究を助ける様々な施設が整備されているからである．

　例えば動物実験を行いたい場合，Animal facilityに依頼すると，実験に必要なマウスをすべて用意してくれる．また，細胞の写真を撮りたい場合，Bio-imaging facilityに依頼すれば，素晴らしい写真をすぐに撮ってくれる．すなわち，分業体制が非常に整っているのだ．他には，DNA sequencing facility, DNA synthesis facility, Cell culture facility, DNA array facility, Flow cytometry facilityなどがあり，それぞれのFacilityにはその専門家及びアシスタントがいて，それぞれの研究室の研究費から利用に応じて課金される仕組みだった．

　こういったFacilityの存在は，米国の研究が世界に先んじる理由の1つであるが，一方，多額の研究費が必要となり，そのためには多くの助成金，研究費をPI自ら獲得していかなければならない．このような競争的資金を獲得できないと，研究室を維持することは困難となり，実際，そのために閉鎖された研究室をいくつも見た．これは，日本と違った，米国の徹底的な競争社会の仕組みであった．

年1回のポスドクデーで最優秀賞を受賞

　とはいえ，日本の研究生活に比較するとずいぶんゆったりとした生活を送ることができた．午前8時半頃に出勤し，午後7時頃に家路に着くよう

な生活だった．

　研究室の中ではこれでも長く勤務しているほうであり，夕方6時過ぎにはほとんど誰もいないようなことがしばしばであった．週末は時々出勤した．ただ，研究を行うときはできるだけ集中し，効率的に研究を進めるよう心がけた．これも，いろいろなFacilityがあるため，とても効率的に進められたと思っている．

　Lab. Meeting（自分の研究成果の途中報告），Journal club（最新の文献を読み，解説する）は週に1回行われており，自分が発表を担当するのは大体2カ月に1回だったが，原稿なしで発表を行わねばならず，当初は準備が本当に大変であった．

　しかし，ここで英語でのプレゼンテーションを何度も行ったことで，プレゼンテーションを大事にしようという姿勢を培うことができた．特に，優秀な研究者ほどわかりやすくきれいなプレゼンテーション行い，自己をアピールすることがうまく，ステップをあがっていくためにはいかにプレゼンテーションが重要であるかということが身にしみてわかった．

　FCCCに所属するすべてのポスドクが集まって，各々の研究成果を発表するポスドクデーが年に1回あった．100人前後の優秀なポスドクの前で発表することは勉強になった．最後の年に私の発表が最優秀ポスター賞に選ばれた．並み居る研究者たちの中で選ばれたことは非常にうれしく，今でもある意味の自信につながっていると思う．

　年1〜2回は学会への出席があるが，交通費，宿泊費，学会費はすべて研究室が払ってくれた．

肝臓の発生を解くヒント

　マウスのEmbryoを用い，その中の原腸細胞が肝臓や膵臓の細胞にどのようにして分化するのかという研究を行った．特に，肝臓や膵臓の原器の周りに存在する血管内皮細胞に注目し，この血管内皮細胞と原腸細胞が，お互いに相互作用することによって，肝臓の発生にとりわけ重要な役割を果たしているのではないかという仮説を立て，それを検証した．

具体的には，血管内皮細胞が分化するために重要な遺伝子 flk-1 を欠損するような遺伝子組換えマウス（すなわち，このマウスは血管内皮細胞が分化できず，体内にしっかりとした血管を構築することができない）を用いて，肝臓の分化を観察したところ，flk-1 を完全に欠損する胚では原腸細胞から胚芽細胞へのごく初期の分化は起こるものの，これらの原器が大きく育つことができず，最終的には肝臓が形成されないことを見出した．この結果から，血管内皮細胞が肝臓の臓器形成を制御していることがわかった．
　同様に膵臓の発生でも血管内皮細胞が重要な役割を果たしていることを見出し，血管内皮細胞の組織発生に果たす役割が，単に酸素や栄養を運ぶだけにとどまらない重要なものであることを証明した．
　このような研究結果をもとに，留学中の4年間の成果として3つの論文を出すことができた[1, 2, 3]．2001年に雑誌 *Science* という，世界でも5本の指に入るトップジャーナルに我々の論文が発表され，この論文において私が First author equal contributor として採択された時は，感激も一入だった．

留学中の生活──長女の誕生──

　収入については NIH（National Institutes of Health；国立衛生研究所）グラントで決められており，1年目は1万8000米ドルだった．私が住んでいたのはフィラデルフィア中心部より車で約30分程度の郊外であり，家賃1カ月600米ドルと安かった．中心部ではさすがにもう少し高いものの，フィラデルフィアは米国の大都市の中では家賃が安いほうであった．物価も日本より安く，住みやすい都市であり，年2万米ドルあれば何とか生活できるという感じであった．
　1年目は妻を帯同していたこともあり，グラントの収入だけではまかなえず，自分の貯金を取り崩さざるをえなかったが，2年目からは持ち出ししなくても何とか日常生活はできた．ただし，休みの旅行などの費用はさすがに貯金を使った．最終的には4年目の収入は2万4000米ドルであっ

た．

　渡航時は子どもがいなかったが，2001年に米国で長女が誕生した．米国と日本の医療事情の差を，身をもって体験することができた．

留学によって得たもの

今後，目標とする2つの研究テーマ
　4年間の留学を終えて，2004年に千葉大学大学院医学研究院臓器制御外科学教室に戻り，現在は助教として働いている．今後の目標としては，2つのテーマを軸に研究を続けていこうと考えている．
　1つは，肝臓，膵臓の再生機構の解明である．肝臓，膵臓の外科手術後はどうしても臓器不全が起こりやすいため，臓器の再生をテーマに，再生における幹細胞の働き，そして周囲間質細胞，特に血管内皮細胞の役割を探っていきたい．
　もう1つは肝臓，胆道，膵臓癌における周囲間質細胞と癌細胞との相互作用の解明である．新しい分子標的治療の開発につなげていきたい．

アピールの重要性を学ぶ
　留学したことによって，新しい分野の勉強ができたことは大きな成果である．これまでは発生学にはまったくタッチしたことがなかった．また，Epigeneticsの分野の導入部分を勉強することができた．
　また，アピールの重要性を学んだ．米国では，発表がとても重要視されており，プレゼンテーションにおいて，自分が考えていることをいかにきちんと相手に伝えるかということがかなり重要である．スライドの構成，発表の仕方等も勉強になった．
　加えて，前述のような効率的な研究システムを体感できたことはためになった．決して，米国の研究室のほうが日本に比べて施設がそろっているというわけではない．しかし，それを効率的に運用するシステムがある．

すなわち，それぞれの専門家が，集中してある手技を行うことで，一定の質を保った結果が保証されるのである．日本では機械のメンテナンスから個別に研究室単位で担当することも多く，この点では見習うべきシステムであると実感した．

　多くの友人ができたことも，これからの大きな財産である．海外の研究者たちとのネットワークをつくることができた．また，外科，内科から，基礎研究者まで，同じ研究所で働いていた多くの日本人と友人となり，そのときのコミュニケーションが今でも役に立っている．

留学を考える人へ

インタビューでのポイント

　まず，留学する際には自己アピールが非常に重要なので，CV には Co-author でもいいので，できるだけ多くの業績を詰め込むことをお勧めする．

　また，インタビューの時に困らないように，英語で会話ができる最低限の勉強はしたほうがいい．ただし，文法的には間違っていても，話そうという姿勢，相手に伝えようという気持ちが大切であり，中学生レベルの英語が理解できれば大丈夫だろう．

　インタビューの際は，自分の業績を積極的にアピールすることをお勧めする．いかにそれを応用していけるかなど，広く自分の業績の重要性をアピールすることが大事である．

　また，研究のことから，生活面のことまで，積極的に質問したほうがいい．日本人としては，「給料はいくらもらえるか」といった経済的なことは聞きにくいかもしれないが，米国では様々な条件を知った上で，いいポジションを選ぶのは当たり前である．

留学で広がった視野

　留学にはやはり覚悟が必要である．言葉が通じない，あるいは収入が減るといったこともあり，つらいことも少なくない．しかし，チャレンジすることで，視野が広がり，貴重な体験ができるので，そのような覚悟をもった人であれば是非，何年間かを海外で仕事することをお勧めする．

　そして，研究留学を考えているのであれば，日本で学位を取得後1～2年をお勧めする．なぜなら基礎的な研究手法を身につけていくほうが，研究をスムーズに行うことができるからである．無給の実験助手としての留学は，発表の場が少なくなるので避けたほうがよい．

　そして，自分を過大と思われるぐらい，しっかりとアピールすることが大切である．

【参考文献】
1) Matsumoto K, Yoshitomi H (equal contributor), Rossant J, Zaret KS. Liver organogenesis promoted by endothelial cells prior to vascular function. *Science* 294:559-563, 2001
2) Yoshitomi H, Zaret KS. Endothelial cell interactions initiate dorsal pancreas development by selectibely inducing the transcription factor Ptf 1 a. *Development* 131:807-817, 2004
3) Jacquemin P, Yoshitomi H (equal contributor), Kashima Y, Tosseau GG, Lemaigre FP, Zaret KS. An endothelial mesenchymal relay pathway regulates early phases of pancreas development. *Dev Biol* 290:189-199, 2006

chapter 6

〈パネルディスカッション〉
臨床教育を感じよう！ 研究を感じよう！

座長
洛和会音羽病院病院長―松村理司
東京女子医科大学医学部麻酔科学講座教授―野村　実

パネリスト
滋賀医科大学公衆衛生学部門大学院生・特任助教―藤吉　朗
倉敷中央病院心臓血管外科医長―島本　健
京都大学大学院医学研究科医学教育推進センター講師―森本　剛
千葉大学大学院医学研究院臓器制御外科学助教―吉富秀幸

臨床教育を感じよう

司会（松村）　4人の先生がたには，とてもフランクにご自身の経験を，ユーモアを交えてお話しいただきました．今日は学生や研修医の人たちが多いとうかがっています．それでは，まず藤吉先生についての質問から始めたいと思います．

――藤吉先生は日本で長く臨床経験を積まれてからの留学ですが，留学をしようというモチベーションがあがるきっかけはどのようなことなのでしょうか．また，より専門性を追及できるフェローではなく，レジデントを選ばれた理由は何でしょうか．

藤吉 最初から日本で10年間臨床経験を積んで，その後に留学をしようと思っていたわけではありません．もともとアメリカに留学したいという気持ちは何となくありました．

そんな時，補完代替療法に興味を持つようになり，しかも面白いことに，まさに補完代替療法を教わることのできるフェローシップがアメリカにあるということを知ったのです．そのためには，2年間アメリカでレジデンシーをしなければならないということを，途中で知りました．そこで，レジデント留学をすることに決めました．

司会（松村） 島本先生は5年間臨床経験を積んでから，クリニカル・フェローという形で留学をされましたが，何かそれについて．

島本 こういった留学に関するセミナーで，よく演者の先生が「所属している医局があるのだったら，必ずそこに不義理をしないようにして留学することをお勧めします」ということをよく耳にすると思いますが，私の専門の心臓外科は，特にチームプレーを必要としますから，その通りと思っていました．「なるほど．やはり留学は日本での経験が一区切りついてから」と思っていました．

後は，学生時代にUSMLE（United States Medical Licensing Examination）に合格していたので，7年以内に留学しないと，資格が失効してしまうことがあり，期限ぎりぎりぐらいのところで留学しました．

手技を磨いて生き残る

——アメリカに臨床留学をするタイミングについて，実際に留学をされて日本に帰ってきて，どう思われますか．

藤吉 あくまで一般論ですが，日本で2年間，初期研修を行い，問診やPhysical examinationといった基本技能と，ある程度の手技ができるよう

になってから留学するのが一番いいと思います．

島本 アメリカでは外科系は5年間臨床経験を積んだ後に専門のProgramに入ってきます．私は心臓血管外科だったので，その人たちよりも基礎的な手技が優れていないと，留学先で生き残れないと考えました．

現に，心臓血管外科であれば，基本的な手技としては，例えば大伏在静脈や内胸動脈の採取，基本的な皮膚縫合，開胸閉胸などがありますが，そういった手技がEasy caseだけではない，少し難しいものもこなせて，問題点を上司に報告できるようになっていると，留学先でもある程度評価してもらえます．そういう技術を身につけるには，結果として5年以上はかかってしまうのではないでしょうか．

——アメリカではポジションを決める際に研究歴を重視すると聞くので，初期研修だけではなく，その後，大学院で学位を取得してから臨床留学を行うほうがいいのではないかと思うのですが，そのメリットとデメリットは何でしょうか．

藤吉 それはどういう目的で何をしたいかによって，かわってくると思います．臨床内科医になるための留学ということであれば，必ずしも研究歴が必須ではないと思われます．したがって，日本で初期研修を2年終えてから，留学するということでも十分だと思います．

ある特定の分野に留学したい，例えばリウマチを専門にしたいということであれば，初期研修後にリウマチの研究をして，業績をつくってから，レジデンシーから始めるか，あるいはフェローという立場で留学するかといった選択肢がみえてくると思います．

どちらを選んでも，それなりのメリット，デメリットがあると思います．

島本 私の留学先は非常に大きな臨床病院でした．ボスが比較的学会にアクティブであり，「次に来る留学生は，1年でCirculationを2本も書いているよ」といった台詞が雑談に出てくるので，この人，業績を重視してい

るのだなあと感じました．
　日本で学位を取得したほうがいいのかということに関しては，私の経験上では，やはりインパクト・ファクターの高い論文を複数持っていくということが大事だと感じました．ですから，いい論文を書かせてくれそうなところに行くのであれば，それはメリットになると思います．

　――外科の臨床留学を考えています．臨床留学を視野に入れた，日本での初期研修病院の選び方について，アドバイスをお願いします．

島本　私は比較的小規模な病院で初期研修を受けました．講演でも述べましたが，上司の面子がかかっているので，必死になって教育してくれて，とても良かったです．現在，大病院に勤めていて，初期研修の様子を垣間見ることができますが，大病院だからいい教育を受けていて，小規模な病院だからよくないということは一概には言えないと思います．
　大病院で研修するとしたら，日本中にライバルがいるということを決して忘れずに，油断しないこと．比較的小規模な病院で研修するとしたら，大病院での研修組には決して負けないということを四六時中忘れずに，外科系だったら糸結びだとか縫合だとか，そういった手技をずっと練習し続けるというのが，一番大事なことです．

　――現在，Personal statementの作成に苦心しています．できるだけ簡潔にということでしたが，もう少し詳しくコツを教えていただけませんでしょうか．

藤吉　言葉で説明するのは難しいので，自分でまず書いてみて，それをアメリカのレジデンシーを経験した医師にチェックしてもらうことをお勧めします．というのも，アメリカで過ごしたことがないと，どうしても日本の論理でPersonal statementを作成してしまいがちです．
　アメリカのレジデントやフェローを採用する人たちが何を評価するのか，

まったくバックグラウンドの異なる人たちにどうやって自分の考えを伝えるかというのは，一般論だけではなかなか伝わりにくいため，留学経験のある医師にチェックしてもらい，アドバイスを求めることをお勧めします．

留学準備の時間をつくる

——英語に関してですが，留学してから，言葉のハンディキャップというか，なかなか辛かったよというのは，どのぐらいで克服されたと，今振り返って思いますか？

藤吉 英語は好きだったので，留学前は英語の勉強をかなりしていました．実際，USMLE に通るために，少し時間的余裕のある病院に移り，意識的に時間をつくるようにして，英語のラジオ講座を受講したり，テレビの2カ国語放送を英語で聞いてみたり，何か物事を考えるときは英語で考えるようにしてみたり，自分はアメリカ人になるのだ，というくらいの気合いで頑張りました．

それでもやはり，アメリカでは本場の英語が待っているわけで，フェローシップの時にも，「英語があまりうまくないようだから，ここに行きなさい」というふうに，プログラムから言われた時は，すごく落ち込みました．なかなかうまくいかなくて，辛いこともありましたが，そういった時でも，ネイティブの患者さんから「この人はよくやってくれている」と言葉をこえた部分での評価をいただくことがあり，非常に嬉しかったです．

また，患者さんから「彼の英語はネイティブの人とくらべて差はないよ」というコメントをいただけた時は，良かったなと思いました．

島本 少しずつ医学系の教材が出てきていた時期でもあり，プレゼンテーションの勉強をする機会も比較的あったので，私も勉強はかなりしていました．

ただ，英語が母国語ではないので，考えながらヒヤリングしようとして

も，あまり定着しません．教材を丸暗記して訓練するということができるようになると，留学してからも丸暗記の組み合わせを駆使することによって，比較的よく言葉が通じました．

── 留学を志したのが遅く，初期研修が始まってから，USMLEの準備，そして受験ということになりそうです．臨床の仕事とUSMLEの勉強と受験といったものを，どうやって両立されていたのか，アドバイスなどをいただければと思います．

藤吉 私は講演でもお話ししたとおり，USMLEの勉強を本格的に始めたのは，沖縄の米海軍病院に入ってからです．沖縄の米海軍病院は日本人を採用していますが，いわゆる研修医とはかなり異なり，Clinical dutyはそれほど多くありません．そのため時間がありました．また，米海軍病院でやっていること自体がすでにUSMLEのClinical Skills Examinationそのものに近いような感じであり，勉強と実際がほとんど同じだったということがあります．

とはいえ，私の場合，それでも時間が足りなかったので，1年間，非常勤の内視鏡医として働きながら，留学の準備をしました．だから，留学準備のための時間を比較的とれるような環境を自分でつくったというふうに理解してもらったほうがいいと思います．ただし，ハワイ大学の内科の日本人のレジデントの仲間の中にも，例えば大学のスタッフをしながらUSMLEを取得したという方も何人もおられました．

日本と違った環境

── 外科で海外に臨床留学される方は，心臓血管外科が多いという印象があります．それはなぜでしょうか．

島本 それは日本の医療のシステム上の問題が大きく関与しています．ア

メリカは学会が強くて，専門医の数は学会がコントロールしています．そのため，心臓血管外科医1人当たりの症例数が確保されています．
　一方，日本では，医師の専門分野の選択は個々人に任せているため，必然的に心臓血管外科医1人当たりの症例数が少なくなっているという現状があります．そのため，海外で経験を積みたいという心臓血管外科医が多いのではないでしょうか．

　――日本と比べて，アメリカでは女性医師の働きやすさについては，どういった印象を受けましたか．特に，子どものいる場合はどうでしょうか．

藤吉　具体的な制度上のことについては詳しくないので，印象についてのみ申し上げますと，日本に比べたらかなり働きやすいのではないかと思いました．
　例えば，ハワイ大学のレジデントをしていた時に，ハワイ大学の関連病院であるクィーンズ病院（Queens Medical Center）の外科系のIntensive Care Unit のトップが女性医師であり，何人もの男性医師を引き連れて回診している姿がとても素敵でした．
　また，ハワイ大学で，その当時，唯一，肝移植をするといわれていた外科医の方が，やはり女性であり，非常に活躍していました．内科レジデントのプログラムディレクターも女性でした．
　別の病院でも，Emergency Care の女性医師がかなり臨月近くまで働いていたのが印象的でした．サポートするシステムが整備されているのでしょう．

島本　アメリカは日本の病院以上にオンコール・システム，すなわち，何時から何時まで働いたら，あとは当直医師に申し送って帰るというシステムが確立しているので，そういった意味では時間上の制約がはっきりしていて，女性が働きやすい面はあると思います．

一方で，ネガティブな話になりますが，例えば保育室に子どもを預けて，ある保育士さんに「熱が出ているから，お願いします」と頼んでも，時間がくればさっと次の人に引き継いで帰宅してしまうため，日本のように，ある意味，至れり尽くせりのサービスというのを受けることはできません．
　ですから，物事の裏表で，うまいことできているなあと正直思いました．そういう意味では，日本でもアメリカでも，いいこともあるし，悪いこともあるかなと思います．

　──学生の間に最も思い出に残っていることは何ですか．

藤吉　海外留学という意味では，英語が好きだったので，学生時代は英語の勉強はしていました．USMLE の勉強はまったくしていませんでした．
　その他に，バスケットボールをやっていたので，学生生活全般でいえば部の仲間との交流が一番思い出に残っています．

島本　昔は医学部でも，授業をさぼって麻雀しているとか，クラブに備えて下宿で寝ているということがよくありましたが，私は自分に自信がなかったので，授業は真面目に出席して，なおかつ必死で英語の勉強をしたり，試験を受けに行ったり，何でこんなことしているのだろうと思いながら，頑張っていたのが，すごく苦しくもあったし，楽しくもあったなと思います．

研究を感じよう

司会（野村）　臨床留学を目指す方は非常に多いですが，なかなか難しかったり，あるいは研修が終わって，その後，専門に入られてから留学をする場合，一般的には基礎研究での留学というのが，現実的には多いのではないかと思います．質問がある方はどうぞ．

なぜ公衆衛生学を学ぶのか

——留学先にハーバード大学公衆衛生大学院（Harvard School of Public Health）を選ぶ日本人医師が少なからずいます．公衆衛生医学的なこと以外にも，活躍の場があるのでしょうか．

森本　公衆衛生大学院には非常に多くの領域が存在します．例えば，新型インフルエンザに対応するような機関には公衆衛生学分野の出身者が多数いますし，医療制度の専門家を育てているところもあります．完全なMolecular biologyをするコースもあります．
　私はその中で臨床研究を行うコースに入りましたが，例えば血液内科の専門医が公衆衛生大学院に留学しようとしても，臨床研究を行いたいと思えば，そういった臨床研究のコースに，新しい治療薬の承認システムを研究したいと思えば，医療制度のコースに，といったように，自分のキャリアの中で，自分に必要なカリキュラムを提供してくれる公衆衛生大学院であれば，公衆衛生大学院に留学することに大きな意味があると思います．いろんな可能性があると思います．

——公衆衛生学に興味があります．森本先生は医師としてのキャリアを積んだ上で，生物統計学や疫学の知識を積み上げていっています．その視点は重要だと思いますか．

森本 6年生の時は基礎研究ばかりしていて，まさか自分がそんな方向に行くと思っていなかったので，結果として今の自分があります．

ただ，臨床をしていた時に，多くの臨床医がデータや論文をもとに診療しているのを目の当たりにして，こういうデータを出すような仕事をしたいと思い，それを学ぶところが公衆衛生大学院だったわけで，それが人によっては基礎研究だったり，病態生理だったりするのではないかと思います．

臨床研究は基本的には関連性のみをみています．一方，基礎研究は「なぜ？」というメカニズムを解明すべく，"原因"と"結果"を大切にしています．私は両者とも大事だと思っているので，どちらをやっても構わないと思います．ただ，医師としてのキャリアはどちらに進んでも重要だと思います．

――森本先生はなぜMPH（Master of Public Health：公衆衛生修士）を取得しようと思ったのですか．また，MPHをアメリカで取ってから広がったキャリアパスというのは何かありますか．

森本 当時，京大の大学院生だったので，MPHの取得を目指して留学したのではなく，研究のスキルを勉強することが目的でした．結果的に履修を認めてもらって，MPHを取得することができましたが，ゴールではありません．

キャリアについては，肩書きとしては，マスターレベルなので特にかわりません．しかし，仕事としては，確実に活躍の場が増えています．というのも，日本には臨床医のバックグラウンドをもって統計解析を行える専門家はほとんどいません．

様々な解析をする中で，臨床経験を積んだ医師でなければわからないもの，医学的な背景がわかっていなければ判断できないものが山ほどあるので，とても重宝されていて，こなしきれないぐらいの共同研究の依頼が来るようになりました．

基礎研究と臨床との関わり

――臨床医として働いていくキャリアの途中で，基礎研究や留学を行う際に，臨床を離れることに正直なところ，不安を感じます．研究に何年間か専念することのメリット，デメリット，そして臨床にブランクができることの影響について，教えてください．

吉富 実を言うと，先ほど森本先生と，まさにその点について話をしていたところでした．最近の若い医師は基礎研究をあまりやりたがらず，PhDを取得するために，一時期だけ研究に携わる場合が多くて，危惧しています．

やはり，ベーシックサイエンスがわかって初めて，臨床の治療に新しいことを取り入れることができるのだと思います．臨床と基礎研究というのは，その相互が補填する関係にあるので，両方を見るのは非常に大事なことであり，私は若い医師には是非とも研究に専念する時期をつくってほしいと思います．

特に私は外科医だったので，3～4年と完全に手術をやらないで，基礎研究に専念して，その後に手術できるようになるのかなと非常に不安でした．ですが，実際にやってみて，研修医時代に数年間，集中的に臨床テクニックを身につけておけば，数年のブランクがあっても，問題なく働けることがわかりました．

私の場合は，4年間留学しましたが，不安があったのは最初の1カ月ぐらいで，手術自体も半年もすれば十分元のレベルに戻ってきました．

森本 最初にきちんとトレーニングを受けておくことが大事です．もちろん，こちらが留学に費やしている期間を日本で臨床に充てたら，その分だけ臨床の腕は上がると思います．ただ，私の経験からも，帰国してから，キャッチアップは十分可能です．

──奨学金を得るための業績についてですが，森本先生は留学時にどれくらいの業績をお持ちでしたか．

森本 留学前はおそらく Co-author が 2〜3 本ありました．ただ，その時すでに，サブミッションしたのがいくつかあって，留学中に First author が何本か出ているような形でした．
　ただ，アメリカの CV（Curriculum vitae；履歴書）というのは，日本みたいに論文だけではなく，Proceeding というか Abstract，すなわち学会発表しているというのも大事な業績なので，そういう学会発表レベルの業績は，英語だけでもいくつかありましたし，日本でも多くありました．
　研修医の時には症例発表ばかりでしたが，卒後 4 年目には自分でテーマを決めて，リサーチを始めていました．
　したがって，それほど明確な形の論文はなくてもかまいませんが，少なくても Abstract レベルでは，やはり症例報告以外のものをいくつか行っておくことをお勧めします．

司会（野村） ありがとうございました．財団としては，今後，ホームページや様々なイベントを通して，留学をサポートできるような情報を発信していきたいと思います．

資料 1

2011年度 JANAMEF
《研修・研究,調査・研究助成募集要項》

助成要項（A）──研修・研究助成
(JANAMEF-A)

1. 助成内容　医療関係者の米国・カナダ他における医療研修助成ならびに米国・カナダ他の医療関係者の日本における医療研修助成（研修期間1年以上）

2. 応募資格　①2011年4月1日から2012年3月31日までに出国する方のみが対象者に変わりました
②臨床研修あるいは医学研究を希望する医療関係者で各専門職種の免許取得の方
③TOEFL iBT80点以上の取得者（IELTSも可）
④USMLE/Step1・Step2CK・Step2CS・MCCEEGFMS・CGFNS等の合格者が望ましい
⑤臨床研修を目指す方が望ましい
⑥研修先が決まっている方（研修先の紹介はしておりません）．あるいは，マッチングに応募していて3月31日までに結果が確定する方
⑦当財団から4年以内にA項の助成を得た方，あるいは他

　　　　　　　財団より助成を受けた方は応募資格はありません.
　　　　　　　＊留学中の収入合計額が5万米ドル以内の方を優先します

3．助成人数　若干名
　　助成額　　最高100万円／人

4．提出書類　①申込書（所定用紙・JANAMEF A-1, A-2, A-3, A-4, A-5, A-6）
　　　　　　　＊ホームページより申し込み用紙，ダウンロードページでPDF書類がダウンロードできます
　　　　　　　②履歴書・和文（所定用紙2枚．上記PDF書類とセットになっています），英文（A4サイズ・1枚／書式自由）各1通
　　　　　　　＊①，②の写真は同一写真で，証明用として最近3カ月以内に撮られたもの
　　　　　　　＊家族構成（履歴書に必ずご記入ください）
　　　　　　　③卒業証書のコピーまたは卒業証明書
　　　　　　　④専門職種免許証のコピー（縮小コピー可）
　　　　　　　⑤USMLE/Step1・Step2CK・Step2CS等の合格証をお持ちの方はコピーを提出してください
　　　　　　　⑥英語能力試験（TOEFLまたはIELTS等）の点数通知書のコピー
　　　　　　　＊TOEFLまたはIELTSを取得されていない場合は受験し，点数通知書のコピー
　　　　　　　⑦論文リスト（主な3篇以内 JANAMEF A-5）をA4サイズ1枚に
　　　　　　　⑧誓約書（所定用紙・JANAMEF A-6）
　　　　　　　⑨推薦書（英文厳守・A4サイズ，1枚）2通

＊推薦者のうち1名は当財団賛助会員であること
＊2名とも賛助会員でない場合は，どちらか1名に賛助会員になってもらってください（賛助会費・1口1万円）
＊応募者の自己・近親者などの推薦は認められません
＊推薦書はレターヘッド付の便箋を使用し，英文でお書きください（日本語の推薦書は認められません）
＊ひな型はありません
＊応募者の方の人物像がわかる内容をご自身の言葉で，また推薦者の方の財団との現在・今後の係わり合い方も含めてお書きください
＊推薦書は推薦者本人が直接，財団へお送りください
⑩米国・カナダ他あるいは日本での研修または研究受入れを証明する手紙
＊受入れ先機関の代表者または指導者のサイン入りのもの（コピー可）
⑪収入証明書または契約書のコピー
＊留学中，日本での収入がある場合も必ず1年間の総額を証明するもの（給与証明書等）を付けてください
⑫応募者一覧表作成用書式
⑬上記1–12とセルフチェックリスト

PDF書類はそのままタイピングしてプリントアウトして提出してください
　書類はできるだけタイピングしたものをご提出願います
　（他にタイピングしたものの，切り貼りでも結構です）
　以上13項目の書類をクリアファイルに入れて期限までに提出してください

5．応募締切　2011年3月31日（期日までに着，厳守）

6．選考方法　選考委員会が書類審査ならびに，面接のうえ採否を決定します．

7．選　考　日　2011年5月頃
　　場　　所　東京

8．選考結果の通知
　　　　　　　応募者本人宛に郵便により通知します．

9．送金方法　合格者は出入国日を所定の連絡票によって財団に通知してください．それにもとづいて振込みます．

10．義務　　　1）研修開始後の近況報告（JANAMEF NEWSやホームページ掲載用）
　　　　　　　2）研修報告（JANAMEF NEWSやホームページ掲載用）
　　　　　　　＊様式は財団指定書類
　　　　　　　＊A4サイズ（40字×30行くらい），3枚程度
　　　　　　　＊日本語または英語（帰国後1カ月以内）
　　　　　　　3）賛助会員に入会
　　　　　　　4）財団主催のセミナーや財団活動への協力等
　　　　　　　5）助成金に対する使途明細書を提出（帰国後1カ月以内）

11．助成金の取消
　　　　　　　下記の不履行があるときは，助成金の取消，助成金の停止，もしくは振込まれた助成金の返却を通告します．
　　　　　　　1）提出書類に虚偽の記載があった場合
　　　　　　　2）医療関係者としてふさわしくない行為があった場合
　　　　　　　3）前項の義務1）〜5）までの不履行

助成要項（B）——研修・研究助成

（JANAMEF-B）

1. 助成内容　日本の医療関係者の米国・カナダ他における調査・研究助成，ならびに米国・カナダ他の医療関係者の日本における調査・研究助成（研修期間1年未満）

2. 応募資格　財団の事業目標に合致した分野での短期調査・研究を希望する医療関係者で，海外および日本での生活に直ちに順応できる人物であること．ただし当財団から4年以内に助成を得た者は対象としません．

3. 助成人数　若干名
   助 成 額　10万〜50万円/人

4. 提出書類　①申込書（所定用紙・JANAMEF B-1，B-2，B-3による）
   ＊申し込み用紙ダウンロードページで PDF 書類がダウンロードできます
   ②履歴書・和文（所定用紙・2枚．上記 PDF 書類とセットになっています），英文（A4サイズ・1枚／書式自由）各1通
   　＊①，②の写真は同一写真で証明用として最近3カ月以内に撮られたもの
   　③卒業証書のコピーまたは卒業証明書
   　④専門職種免許証のコピー
   　⑤米国・カナダ他および日本での調査・研究の受入れを証明する手紙等（コピー）
   　＊受入れ先機関の代表者または指導者のサイン入りの手

紙

⑥推薦書（英文・A4サイズ，1枚）2通

＊推薦者のうち1名は当財団賛助会員であること

＊2名とも賛助会員ではない場合，どちらか1名に賛助会員になってもらってください（賛助会費・1口1万円）

⑦英語能力試験の点数通知のコピー（TOEFL・TOEIC・IELTS など）

⑧誓約書（所定用紙 JANAMEF B-3）

⑨渡航計画書

⑩応募者一覧表作成用書式

⑪セルフチェックリスト

　PDF書類はそのままタイピングしてプリントアウトして提出してください

　書類はできるだけタイピングしたものをご提出願います

　（他にタイピングしたものの，切り貼りでも結構です）

　以上11項目の書類をクリアファイルに入れて期限までに提出してください

5．応募締切　2011年3月31日および9月30日（年2回）

6．選考方法　選考委員会が書類審査により行います．

7．選　考　日　2011年5月および10月予定

8．選考結果の通知
　　　　　　　応募者本人宛，郵便により通知します．

9．送金方法　財団所定の連絡票による出国または入国日の本人の通知に

もとづいて振込みます.

10. 義務　　1）調査・研究報告
　　　　　　＊様式は財団所定指定書類
　　　　　　＊A4サイズ（40字×30行くらい），1枚程度
　　　　　　＊帰国後1カ月以内
　　　　　　2）賛助会員に入会
　　　　　　3）財団主催のセミナーや財団活動への協力等
　　　　　　4）助成金に対する使途明細書を提出すること

11. 助成金の取消

　　　　　　下記の場合，助成金の取消，助成金の停止，もしくは振込まれた助成金の返却を通告します.
　　　　　　1）提出書類に虚偽の記載があった場合
　　　　　　2）医療関係者としてふさわしくない行為があった場合

◉問い合わせ先

（財）日米医学医療交流財団
〒113-0033　東京都文京区本郷 3-27-12　本郷デントビル6階
（財）日米医学医療交流財団
Tel：03-6801-9777
Fax：03-6801-9778
e-mail ● janamef1988-info@janamef.or.jp

資料 2

JANAMEF 助成者リスト

2010 年度
助成者リスト（医師A項）

ID	Year	氏名	研修先・分野
345	2010	山本 哲	Oakland Medical Center/Doctor's Hospital of Michigan
346	2010	兒子真之	Beth Israel Medical Center
347	2010	河田 宏	University of California, San Diego
348	2010	李 相一	Mayo Clinic

＊頭のIDは『感染症診療にみる医学留学へのパスポート』よりの続きの番号です．

2010 年度
助成者リスト（医師B項）

ID	Year	氏名	研修先・分野
127	2010	宮島美穂	University of Toronto, Division of Neurology, Department of Paediatrics,The Hospital for Sick Children

＊頭のIDは『感染症診療にみる医学留学へのパスポート』よりの続きの番号です．

資料 3

環太平洋・アジア基金

1．助成内容　①日本での講演，研究並びに研修のために来日する医療関係者の助成
　　　　　　②日本の医療関係者で環太平洋・アジア諸国へ調査，研究並びに研修のために訪問する者の助成
　　　　　　③その他

2．応募資格　原則として医療関係者

3．助成人数　1年間：若干名
　　　　　　助成額　10～50万円/人

4．提出書類　①申込書
　　　　　　②履歴書　和文または英文1通
　　　　　　③受入れを証明する手紙等（コピー）
　　　　　　④推薦者（A4サイズ）2通，推薦者のうち1名は当財団賛助会員であること
　　　　　　⑤渡航計画書
　　　　　　⑥応募者一覧表作成用書式

5．応募締切　毎年9月末日および3月末日

6．選考方法　選考委員会が書類審査により行う

7．選考結果の通知
　　　　　　応募者本人宛てに通知する

8．支給方法　財団所定の連絡票による出国または入国日の本人の通知にもとづいて支給する

9．被助成者の義務
　　　　　　1）調査・研究報告（様式は特に定めていない．A4判．日本語または英語．帰国後1カ月以内）
　　　　　　2）財団事業の支援（賛助会員に入会，帰国後は財団主催のセミナー，財団の活動への協力）

10．助成金の取消
　　　　　　次に述べる行為が確認された時，助成金支給の取消，助成金の停止，もしくは支給された助成金の返却を通告する．
　　　　　　1）提出書類に虚偽の記載があった場合
　　　　　　2）医療関係者としてふさわしくない行為があった場合

11．問い合わせ先
　　　　　　財団法人　日米医学医療交流財団
　　　　　　〒113-0033　東京都文京区本郷3-27-12
　　　　　　本郷デントビル6階
　　　　　　Tel：03-6801-9777
　　　　　　Fax：03-6801-9778
　　　　　　e-mail ● janamef1988-info@janamef.or.jp

資料 4

助成団体への連絡および，留学情報の問い合わせ先

財団法人　日米医学医療交流財団
JAPAN-NORTH AMERICA MEDICAL EXCHANGE FOUNDATION
（JANAMEF）
〒113-0033　東京都文京区本郷 3-27-12 本郷デントビル6階
Tel：03-6801-9777
Fax：03-6801-9778
e-mail ● janamef1988-info@janamef.or.jp
URL ● http://www.janamef.or.jp/

（株）栄光─カプラン・ジャパン
窓口／メディカル講座担当
〒102-0084　東京都千代田区二番町 8-2
Tel：03-3238-0171
Fax：03-3238-0173
e-mail ● medical@kaplan.ac.jp
URL ● http://www.kaplan.ac.jp/

(有) トータルヘルス教育ネットワーク
窓口／鈴木勇
〒 350-1126　埼玉県川越市旭町 3-18-23
Tel：049-249-5720・241-9797
Fax：049-249-5721
e-mail ● total-health@025then.com
URL ● http://www.025then.com/

※看護長期院内研修手配（アメリカ），学生短期留学企画（医学部・看護学部），専門分野視察研修企画手配，留学手続（医療英語研修・語学研修・大学），ホームステイプログラム手配

執筆者紹介

▶I部◀

金子剛士（かねこ・つよし）
東京都出身
2002年　慶應義塾大学医学部卒業
同　年　慶應義塾大学病院外科研修医
2005年　慶應義塾大学病院心臓外科研修医
2006年　ニューヨーク医科大学アワー・レディー・オブ・マーシープログラム一般外科レジデント
2007年　テキサス大学ヒューストン校一般外科レジデント

宮田　真（みやた・しん）
愛媛県出身
2003年　岡山大学医学部卒業
同　年　手稲渓仁会病院外科系初期研修医
2005年　松山市民病院外科後期研修医
2007年　在沖縄米国海軍病院チーフインターン
2008年　プロビデンス病院一般外科レジデント
2009年　メリーランド大学一般外科レジデント

宮坂栄一（みやさか・えいいち）
東京都出身
2006年　ミシガン大学医学部卒業
同　年　アイオワ大学一般外科レジデント
2008年　ミシガン大学小児外科リサーチフェロー
e-mail: miyasaka@umich.edu

伊藤史人（いとう・ふみと）

岡山県出身
1995 年　滋賀医科大学卒業
同　　年　滋賀医科大学病院外科研修医
1996 年　京都第一赤十字病院外科研修医
1998 年　滋賀医科大学病院外科研修医
1999 年　滋賀医科大学大学院入学
2000 年　ミシガン大学腫瘍外科学リサーチフェロー
2003 年　シアトル・ワシントン大学一般外科レジデント
2004 年　滋賀医科大学大学院卒業
2005 年　ウィスコンシン大学一般外科レジデント
2008 年　ローズウェルパーク癌センタークリニカルフェロー
2009 年　米国外科専門医を取得
2010 年　ミシガン大学外科指導医／アシスタント・プロフェッサー
e-mail: moroarsman@yahoo.co.jp

北濵誠一（きたはま・せいいち）

兵庫県出身
2002 年　京都大学医学部卒業
同　　年　亀田総合病院初期研修医
2004 年　亀田総合病院外科後期研修医
2008 年　横須賀米国海軍病院インターン
2009 年　レガシー・ヘルス・システム内視鏡外科クリニカルフェロー
2010 年　ベイラー医科大学内視鏡外科クリニカルフェロー

高部和明（たかべ・かずあき）

東京都出身
1992 年　新潟大学医学部卒業
1995 年　新潟大学附属病院初期研修修了
1999 年　横浜市立大学院医学研究科卒業
2001 年　ソーク研究所ポスドクトラルフェロー
2006 年　カリフォルニア大学サンディエゴ校一般外科レジデンシー修了
2008 年　バージニア州立大学腫瘍外科フェローシップ修了
現在，バージニア州立大学医学部腫瘍外科アシスタント・プロフェッサー，生化学・分子生物学アシスタント・プロフェッサー併任
e-mail: ktakabe@vcu.edu

十川　博（そがわ・ひろし）

大阪府出身
1995 年　滋賀医科大学卒業
同　　年　在沖縄米国海軍病院シニアインターン
1996 年　東京女子医科大学消化器病センター外科医療練士
1999 年　ハーバード大学マサチューセッツ総合病院移植外科リサーチフェロー
2001 年　ニューヨーク州立大学医学部ストーニーブルック校一般外科レジデント
2006 年　マウントサイナイ医科大学移植外科クリニカルフェロー
2007 年　米国外科専門医を取得
2008 年　マウントサイナイ医科大学移植外科指導医／アシスタント・プロフェッサー
e-mail: hiroshi.sogawa@mountsinai.org

高山博夫（たかやま・ひろお）

和歌山県出身
1996 年　東京大学医学部卒業
同　　年　東京大学医学部附属病院一般外科研修
2000 年　東京大学医学部附属病院胸部外科研修
2003 年　シアトル・ワシントン大学一般外科レジデント
2007 年　コロンビア大学胸部外科クリニカルフェロー
2008 年　米国外科専門医を取得
e-mail: ht2225@columbia.edu

山内英子（やまうち・ひでこ）

東京都出身
1987 年　順天堂大学医学部卒業
1987 年　聖路加国際病院外科研修医
1993 年　聖路加国際病院外科医員
1994 年　ハーバード大学ダナ・ファーバー癌研究所研究助手
1996 年　ジョージタウン大学ロンバルディ統合癌センターリサーチフェロー／助手
2001 年　ハワイ大学外科レジデント
2004 年　ハワイ大学外科チーフレジデント
2005 年　ハワイ大学外科集中治療学クリニカルフェロー
2006 年　聖路加国際病院乳腺外科非常勤医師（〜 2009 年）
2006 年　順天堂大学乳腺内分泌外科非常勤講師（現在にいたる）
2007 年　南フロリダ大学モフィット癌センタークリニカルフェロー
2009 年　聖路加国際病院乳腺外科医長
2010 年より聖路加国際病院乳腺外科部長，ブレストセンター長

▶解説&特別寄稿◀

星　寿和（ほし・ひさかず）
京都府出身
1991 年　滋賀医科大学卒業
同　　年　滋賀医科大学第一外科研修医
1992 年　ミシガン大学外科リサーチフェロー
1993 年　滋賀医科大学第一外科
1996 年　トーマス・ジェファソン大学外科レジデント
1998 年　マーシーメディカルセンター外科レジデント
2001 年　ロズウェルパーク癌センター腫瘍外科クリニカルフェロー
同　　年　ニューヨーク州立大学外科インストラクター
2003 年　滋賀医科大学救急部助手
2004 年　滋賀医科大学外科助手
2005 年　亀田総合病院外科医長
2007 年　アイオワ大学外科/腫瘍外科部門アシスタント・プロフェッサー

町　淳二（まち・じゅんじ）
神奈川県出身
1977 年　順天堂大学医学部卒業
1977 年　沖縄県立中部病院卒後研修（インターン/外科レジデント）
1981 年　イリノイ大学病理/外科リサーチフェロー
1982 年　イリノイ大学外科修士（MS）
1984 年　イリノイ大学病理博士（PhD）
1985 年　久留米大学第一外科助手
1987 年　ペンシルバニア医科大学外科リサーチ・アシスタント・プロフェッサー
1989 年　久留米大学医学博士
1989 年　ペンシルバニア医科大学一般外科レジデント
1993 年　ピッツバーグマーシー病院一般外科レジデント
1995 年　ハワイ大学外科アソシエイト・プロフェッサー
1997 年　米国外科専門認定医（2006 年更新）
2001 年　ハワイ大学外科プロフェッサー
2008 年　米国財団法人・野口医学研究所理事長
e-mail: junji@hawaii.edu

▶ II部◀

藤吉　朗（ふじよし・あきら）
福岡県出身
1991 年　岡山大学医学部卒業
1992 年　岸和田徳洲会病院研修医，その後同スタッフ
2000 年　在沖縄米国海軍病院シニアインターン
2002 年　ハワイ大学内科レジデント
2005 年　メイヨー・クリニック予防医学フェロー
同　　年　米国内科専門医を取得
2007 年　ミネソタ大学公衆衛生学にて公衆衛生修士（MPH）取得
2007 年より滋賀医科大学公衆衛生学部門
e-mail: afujiyoshi@aol.com

島本　健（しまもと・たけし）
京都府出身
1995 年　京都大学医学部卒業
同　　年　京都大学医学部附属病院
1996 年　松江赤十字病院心臓血管外科
2001 年　米国 LDS 病院胸部心臓外科クリニカルフェロー
2003 年　三菱京都病院心臓血管外科
2005 年　京都大学医学部附属病院心臓血管外科医員
2006 年　京都大学医学部医学研究科大学院
2009 年より倉敷中央病院心臓血管外科医長
資　格
医学博士
　　ECFMG permanent certification
　　心臓血管外科専門医
　　日本循環器学会専門医
　　日本周術期経食道エコー認定医
　　米国心臓ペーシング及び ICD 専門医
　　日本外科学会専門医
　　日本超音波医学会専門医 / 指導医
　　米国経食道エコー専門医
　　胸部大動脈瘤ステントグラフト実施医
　　腹部大動脈瘤ステントグラフト実施医

森本　剛（もりもと・たけし）

香川県出身
1995 年　京都大学医学部卒業
同　　年　京都大学医学部附属病院総合診療部研修医
同　　年　市立舞鶴市民病院内科研修医
1998 年　国立京都病院総合内科レジデント
同　　年　日本内科学会内科認定医を取得
2000 年　京都大学大学院医学研究科内科系専攻博士課程
同　　年　日本内科学会内科専門医（現総合内科専門医）を取得
2001 年　ハーバード大学公衆衛生大学院公衆衛生修士課程
同　　年　ハーバード大学ブリガム・アンド・ウィメンズ病院総合診療科フェロー
2004 年　京都大学医学部附属病院総合診療科助手
2005 年より京都大学大学院医学研究科医学教育推進センター講師

吉富秀幸（よしとみ・ひでゆき）

長崎県出身
1990 年　千葉大学医学部卒業
同　　年　千葉大学医学部第一外科入局
1991 年　千葉大学第一外科関連施設で外科研修（〜 1993 年）
1994 年　千葉大学医学部大学院（外科学第一）（〜 1998 年）
1999 年　フォックスチェースがんセンター，ポストドクトラルフェロー（〜 2003 年）
2004 年より千葉大学大学院医学研究院臓器制御外科学助教

財団法人　日米医学医療交流財団
JAPAN-NORTH AMERICA MEDICAL EXCHANGE FOUNDATION
(JANAMEF)

1988年10月，財団法人として設立．翌1989年5月には特定公益増進法人として認定された．北米諸国間の医療関係者の交流，医療関係者の教育ならびに保健医療の向上への寄与を主な事業目的に，医学医療研修者の留学助成，セミナーやシンポジウムなどを年に数回開催，日米両国の医学医療に関する調査助成も行っている．医学医療研修者に対する助成は，財団設立初年度の10名を手始めに現在まで570名に達する．

〒113-0033　東京都文京区本郷3-27-12 本郷デントビル6階
Tel：03-6801-9777/Fax：03-6801-9778
e-mail ● janamef1988-info@janamef.or.jp
URL ● http://www.janamef.or.jp/

シリーズ日米医学交流 No.10　**外科診療にみる医学留学へのパスポート**

2010年10月15日初版第1刷発行

Ⓒ 編者　財団法人　日米医学医療交流財団

発行所　株式会社はる書房
〒101-0051　東京都千代田区神田神保町1-44 駿河台ビル
Tel.03-3293-8549/Fax.03-3293-8558
振替 00110-6-33327
http://www.harushobo.jp/

落丁・乱丁本はお取り替えいたします．　印刷　中央精版印刷／組版　閏月社
©JAPAN-NORTH AMERICA MEDICAL EXCHANGE FOUNDATION, Printed in Japan, 2010
ISBN 978-4-89984-116-6　C3047